El poder curativo de los PIMIENTOS

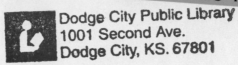

El poder curativo de los PIMIENTOS

con recetas de chiles
y remedios caseros para mejorar la vida y la salud

POR DAVE DEWITT, MELISSA T. STOCK
Y KELLYE HUNTER

Prólogo del doctor Andrew T. Weil

RANDOM HOUSE ESPAÑOL / NUEVA YORK

Publicado por Random House Español, una división del Random House Information Group, 280 Park Avenue, New York, NY 10017, USA, y afiliada del Random House Company. Fue publicado por primera vez, en inglés, en 1999 por la casa editorial Three Rivers Press, bajo el título *The Healing Power of Peppers, with Chile Pepper Recipes and Folk Remedies for Better Health and Living*.

Random House, Inc., Nueva York; Toronto; Londres; Sydney; Auckland.

www.rhespanol.com

RANDOM HOUSE ESPAÑOL y su colofón son marcas registradas del Random House Information Group.

Edición a cargo de José Lucas Badué

Traducido del inglés al español por Carmen Mercedes Pérez Torres

Producción del libro a cargo de Marina Padakis y Pat Ehresmann

Diseño del libro por Caroline Cunningham

Diseño de la cubierta por Fernando Galeano

ISBN 0-609-81103-7

Primera edición

Impreso en los Estados Unidos de América

10 9 8 7 6 5 4 3 2 1

Aviso importante

La información presentada en este libro no se debe usar para reemplazar el diagnóstico, la opinión ni los servicios de un médico. Tampoco la debe usar nadie que no sea médico u otro experto que ejerza algún tipo de medicina que le permita diagnosticar o tratar cualquier condición, enfermedad u otro asunto relacionado con la medicina en general.

Si tiene alguna pregunta o duda acerca de cualquier recomendación que se encuentra en estas páginas, debe comunicarse de inmediato con su médico de familia u otro profesional médico. Si está bajo el tratamiento de un médico, éste le debe informar si las siguientes recomendaciones le podrán o no ser útiles.

Para los consumidores de la pimienta de Cayena del pueblo de Manitowoc en el estado de Wisconsin (EE.UU.), quienes confiaron en el poder medicinal de los pimientos.

Contenido

III.

Cómo interrumpir el dolor

IV.

Dele gusto a la vida

Agradecimientos

En primer lugar a nuestras familias, por su respaldo durante este largo proyecto: Mary Jane Wilan; Dan y Hailey Stock; y la familia Hunter; Ken, quien nunca dudó, y a Collier, Kaedi, y Micah, por su paciencia.

Le debemos mucho al doctor Andrew Weil por su prólogo y por su apoyo; a Paula Wagner, quien nos puso en contacto con los que nos relataron sus historias; a Paul y Barbara Stitt de la empresa panadera Natural Ovens Bakery por confiar en la pimienta de Cayena y por compartir con nosotros sus ideas para mejorar la salud. También nos inspiraron el fallecido Richard Quinn, y su esposa Paula Quinn, con sus relatos, información y respaldo. Y en especial, le agradecemos a Jeanette DeAnda sus servicios como traductora en tres lenguas.

Gracias también a las siguientes personas: la doctora Linda Bartoshuk, Marlin Bensiger, Lou Biad, Paul Bosland, Grace Brefczynski, Suanne Brodehl, Jane Jordan Brown, Suzanne y Bill Brull, Chester Campbell, John y LaMoine Carpenter, Brenda Canoway, John Dempster, Robin Dipasquale, Grace Esch, Mike y Khristine Esch, Jeff y Nancy Gerlach, Marilyn Grayson, Joan Hanna, Jean y Roger Herd, Andy Housholder, Dave y Peggy Jackson, Eugene D. Jacobson, Lee Klatt, June Kloster, Joe Lapp, Lil y Al, Rob McCaleb, James A. Miller, Daniel B. Mowrey, Colin

Murray, Penny Pavels, Betty Prichard, J. Michael Queen, David Rivas, Alvin Sanico, Michael Scott, Fred y Denice Skrepcinski, Richard Sterling, Dorothy Tracy, Dorothy Wellhoefer, Richard Wright, Susan Zamora, Irwin Ziment, Harold y Renate Zoschke, y en la casa editorial de la edición de lengua inglesa de este libro Clarkson Potter Publishers: Pam Krauss, John Son, Liana Parry, Joy Sikorski, Maggie Hinders, y Lauren Shakely.

Prólogo

Encontré por primera vez el pimiento—o chile—en un restaurante italiano en Filadelfia, estado de Pennsilvania, (EE.UU.), cuando apenas tenía ocho años. Mis padres me llevaron allí para cenar y pidieron un plato muy común para mí—fideos con albóndigas. En la mesa había un pote lleno de pimientos rojos disecados que se veían exóticos y muy coloridos. Muy diferente a mi padre, un hombre de gusto tradicional de carne con papas, yo desde muy niño tenía más espíritu aventurero con respecto a las comidas, y por ende, le puse una cucharadita del colorido pimiento a mi plato de espagueti. Cuando comí el primer bocado, una violenta sensación me invadió el paladar. Bebí un vaso de agua, lo que sólo sirvió para empeorar la situación, y me rehusé a seguir comiendo.

Mi padre estalló. "¡Te lo vas a comer"!, me ordenó. Para él, yo había echado a perder una comida que costaba dinero, y por eso me merecía una lección. Mi madre, abochornada por el escándalo, nos miraba mientras mi padre y yo discutíamos. Al rato, me di por vencido y sufriendo seguí comiendo la comida, hasta que mi papá se calmó. De camino a casa sentía mi boca como una fogata.

Pero la estrategia le fracasó. De repente sentí que la sensación en mi boca era mucho más fascinante que espantosa. Quería más. Esa experiencia abrió un camino a la experimentación con las comidas picantes y sabrosas que le han dado gran gusto a mi vida. Hoy en día, siembro muchas variedades de chiles en mi jardín en el estado de Arizona. Los uso junto con varias salsas picantes y condimentos, y no puedo imaginar la vida sin el pimiento rojo.

La mayoría de los médicos, aunque disfruten de las comidas picantes y sabrosas, no conocen el valor medicinal de los pimientos. La información sobre este tema no es fácil de conseguir, y aun si lo fuera, la mayoría de los médicos no sabrían qué hacer para usarlos como tratamiento o qué cantidad recetar.

Además de incluir muchas recetas, los autores han logrado compilar esta información y presentarla en una forma fácil de leer y de entender. El libro se podría titular *Todo lo que usted desea saber acerca poder medicinal de los pimientos y más.* Este libro es una contribución al conocimiento de los pimientos y la medicina botánica. Admiro a los autores por sus esfuerzos.

Doctor Andrew T. Weil
Director del Programa de Medicina Integral
Universidad de Arizona

Introducción

Como antiguos editores de la revista *Chili Pepper*, y actuales editores de la revista *Fiery Foods*, la investigación, redacción y realización de este libro ha resultado en una experiencia llena de encantos y sorpresas inesperadas. Ya hace años que estamos fascinados con la gran cantidad de documentos que evidencian las cualidades del chile y sus derivados para mantener la salud y aliviar muchas enfermedades.

Los pimientos han llegado a su auge en las últimas dos décadas, en los Estados Unidos aumentando su cultivo y también su importación y la venta de productos como las salsas picantes. De hecho, hace años que la *salsa* desplazó al ketchup como el condimento favorito en los Estados Unidos, y es más vendida. Además, se han vuelto populares las cremas hechas con extractos de chile como remedio para la artritis. Ningún otro aspecto de los pimientos ha resultado tan interesante como sus posibles usos medicinales. Cierto día en el año 1995, cuando Melissa Stock—subdirectora de redacción de la revista *Chili Pepper*—revisaba la correspondencia en su oficina de Albuquerque, Nuevo México, encontró un aviso de la panadería Natural Ovens, del pueblo de Manitowoc, Wisconsin. Y allí nació la idea de un gran proyecto. El aviso informaba sobre un estudio hecho por la propia empresa sobre la pimienta de Cayena e incluía declaraciones de algunas personas que habían tomado las cápsulas de pimentón de Cayena del estudio. Melissa se dio cuenta inmediatamente que había recibido una información valiosa, que al ser publicada podría ayudar a miles de personas que padecían dolores crónicos. Meses después, junto con la editora Kellye Hunter y el director de redacción Dave DeWitt, escribieron y publicaron tres artículos sobre el poder medicinal del pimiento, que luego fueron la base de este libro.

Como parte del proceso de investigación leyeron y analizaron miles de documentos científicos. Lo más fascinante de todo y que los llenó de esperanza fueron las entrevistas con aquéllos que atribuían la mejoría de su salud al uso de los pimientos. Tales declaraciones íntimas son frecuentemente ignoradas por la medicina tradicional, pero nosotros estamos de acuerdo con el doctor Andrew Weil en este asunto. En su libro *Spontaneous Healing* (*Curación espontánea*) el doctor Weil escribió: "Las declaraciones personales son un elemento importante de la evidencia. No son necesariamente pruebas del poder y el valor de remedios y tratamientos específicos, sino testimonios de la capacidad que tiene el cuerpo humano de sanar. Hay evidencia irrefutable de esta capacidad y al ignorarla muchos médicos eliminan un gran recurso que proporciona el optimismo necesario para lograr la salud y la recuperación". Por lo tanto, para darle fuerza a nuestro argumento, hemos incluido anécdotas personales, además de las conclusiones de varios estudios científicos acerca del poder medicinal del pimiento.

Los entrevistados eran personas que habían probado casi todos los tratamientos y remedios existentes para su condición, y finalmente decidieron tratar los productos elaborados con pimientos, buscando esperanza en medio de su desesperación. Estas personas eran de todas las edades, niveles de educación y clases sociales. Independientemente de su condición, no sólo creían que podían mejorarse, sino que *querían* mejorarse. Quiero recalcar que este libro no tiene como meta atacar a la medicina tradicional, sino fomentar el uso de todos los medios disponibles—incluyendo los remedios de especias y hierbas medicinales—para mantener la buena salud.

Mucha de la información sobre el poder medicinal del pimiento se puede encontrar en cientos de libros, revistas, artículos científicos, estudios de medicina y anécdotas personales. Decidimos organizar la información usando un esquema basado en los síntomas, pensando que ésta es la mejor forma de ilustrar los usos del pimiento alrededor del mundo.

Aún continúa la investigación sobre el poder medicinal del pimiento en estudios científicos y clínicos, y aún se utiliza en la práctica informal de los curanderos y herboristas. No podemos cubrir todos los datos específicos sobre esta materia, sin embargo creemos que hemos incluido pruebas bastante convincentes sobre cómo las cualidades curativas del pimiento y sus extractos pueden ser muy útiles para la salud y para aliviar un sinnúmero de males.

También hemos incluído varias fórmulas de extractos y remedios caseros que se preparan con distintos tipos de pimientos. **Antes de usarlos, sugerimos que consulten con su médico para determinar si su uso pudiera afectar adversamente su salud.**

Aunque una plétora de estudios científicos relatan numerosas historias sobre el poder curativo del pimiento, habría que hacer más investigaciones para que los médicos puedan recetarlo como una terapia primaria, en lugar de como último recurso de tratamiento. Pero no se angustien. Los investigadores de la medicina están interesándose más y más en el uso medicinal de los pimientos y probablemente encontrarán muchos más usos para los mismos.

I

Un paseo por el pimental

"Ténganle reverencia al poder de la naturaleza para sanar".

—Hipócrates

1

El mundo de los remedios con pimientos

Richard Quinn, residente del estado Minnesota, escapó a la muerte por dieciocho años. Padecía de presión alta desde los 16 años de edad y en 1978, cuando tenía 42 años, tuvo un ataque cardíaco. Su madre sobrevivió a un ataque a los 38 años; su padre y su tío murieron a causa de derrames cerebrales cuando tenían 47 años, al igual que su hermana. Quinn creyó que después de su cirugía iba a quedar "como nuevo". Pero se equivocó. Seis meses después de su operación, aún se sentía débil y sin energías. No podía ir de compras al supermercado sin sentirse extenuado, ni estar el día entero sin tomar una siesta. Su circulación era tan pobre que perdió la vista por un tiempo cuando le cambió la presión arterial en el nervio óptico. Al principio su cardiólogo no se alarmó, pero le advirtió que posiblemente necesitaría otra operación. Fue entonces cuando Quinn decidió preocuparse más por vivir la vida y no por esperar la muerte. Durante el período de recuperación, una amiga le habló sobre los beneficios de la pimienta de Cayena. Ella había visto al doctor John R. Christopher, ardiente defensor del uso de las hierbas medicinales, detener un ataque al zón mientras se producía, poniendo pimienta de Cayena bajo la gua de la víctima. En esa época Quinn era muy escéptico, pero recordando la advertencia de su cardiólogo, decidió comprar una lata de cápsulas de pimienta de Cayena. Una vez de regreso en su casa, se tomó tres cápsulas, y se despreocupó del asunto. A la mañana siguiente se despertó más temprano que de costumbre, y lleno de energía. Salió afuera, creyendo que su vigor era algo temporal y que se desmayaría en cualquier momento. Pero decidió aprovechar el instante y quitar la capa de nieve de cuatro pies de espesor que cubría su techo. Al principio trabajó con cuidado, y después de un rato fue cobrando entusiasmo. Sin darse cuenta, había paleado la totalidad del techo de su balcón, de 28 pies de largo. "Fui muy impulsivo", escribiría más tarde en su libro Left for Dead (Dado por muerto). *"No me había percatado de lo absurdo de mi conducta hasta que terminé de echar la nieve del techo, y al terminar salté al montón de nieve acumulada". Quinn continuó tomando pimentón diariamente por el resto de su vida. "El pimentón es mi 'especia mágica'", escribió. "Hoy no estaría vivo sin ella". Después de ese episodio, decidió tomar control de su salud y compartir lo que aprendió con otros. En el año 1988 leyó un artículo sobre el SIDA; se dio cuenta de que muchos de los síntomas se parecían a los que él había sufrido después de su operación. Decidió llevar unas cápsulas de pimienta de Cayena de 90 mil unidades de picante, a un grupo de apoyo para pacientes del SIDA en Miniápolis (estado de Minnesota). Logró convencer a varios voluntarios para que tomaran nueve cápsulas diarias por un tiempo como parte de una prueba. Según describió en su libro, "reportaron un aumento de energía y menos síntomas de resfriado e influenza. Uno de ellos me dijo que las cápsulas le habían dado suficiente energía como para regresar a su trabajo. Algunos mencionaron que a veces les causaban una sensación de quemazón en el estómago y en los intestinos, pero que valía la pena porque se sentían con mucha más energía". Quizás el descubrimiento más importante fue que varios miembros del grupo teorizaron que el pimiento podría evitar que el virus del VIH se convirtiera en el SIDA. Parecía tener ese efecto, pero nadie podía estar seguro. Aunque el virus se puede convertir en SIDA en unos pocos meses, a veces se tarda varios años. Si pudiéramos descubrir qué lo retrasa, quizás pudiéramos eliminarlo por completo. Las personas del grupo infectadas con el VIH que habían permanecido por más tiempo sin infección se reunieron una noche para explorar entre ellos cuál era el rasgo común que pudiera explicar ese retraso. Algunos habían tenido el VIH por más de ocho años, y tenían una sola cosa en común: todos comían platos asiáticos picantes varias veces por semana. Como parte de sus esfuerzos constantes por dar a conocer los beneficios del pimiento, Quinn y su esposa Paula fundaron la compañía Heart Foods Company en el año 1989. Comenzaron a producir la pimienta de Cayena y cápsulas con diferentes mezclas de este pimentón, enfocándose en problemas de salud específicos. "Tenemos una clientela muy fiel", dijo Paula. "Nos especializamos en el pimentón, y es lo que nos ha dado a conocer". Desdichadamente, Quinn murió en 1995 de un aneurisma aórtico. Paula opina que este aneurisma probablemente se formó durante la cirugía de 1978. Dijo que, " Los médicos estaban sorprendidos de que Richard hubiera sobrevivido tantos años". Ahora ella y sus hijos mantienen vivo su recuerdo con la empresa Heart Foods Company y propagando la información por medio de su boletín "Help Yourself to Health" ("He aquí la salud") para que la gente sepa que hay otras alternativas y que hay que tener esperanzas. Paula dijo que a causa del cambio de estilo de vida de Quinn, él vivió casi dieciocho años más de lo esperado: "Todo lo que logró, se lo debe al pimentón".*

Los botánicos consideran que el chile es una baya mientras que los horticultores o jardineros lo ven como una fruta. La industria de comestibles lo conoce como un vegetal, pero cuando está disecado, los cocineros lo usan como una especia. Para el resto del mundo los pimientos son comida y especia. Pero independientemente de cómo los clasifiquemos, los pimientos poseen otra dimensión—son medicamentos. Los pimientos, en todas sus formas y variedades, se usan como remedios y suplementos para la salud. La variedad más comunmente usada con fines terapéuticos es *la pimienta de Cayena*, que se puede comprar en las botánicas, las especierías y las tiendas de productos de salud. Se venden en forma de tinturas, en cápsulas o en forma de polvos de varias graduaciones de picante.

La planta de la pimienta de Cayena es una variedad de la especie *Capsicum annuum.* Alrededor del mundo crecen muchísimas variedades de chiles, ya sea cultivados o silvestres. La pimienta de Cayena en polvo usada en cápsulas o para cocinar, seguramente no es producto de esa planta en sí. El chile de Cayena se cultiva en todo el mundo, pero se le encuentra con más frecuencia en el África, la India, y los Estados Unidos. En los Estados Unidos, por ejemplo, la totalidad de la cosecha del chile de Cayena que se cultiva en Nuevo México y en el oeste de Texas se utiliza para hacer salsas picantes al estilo Luisiana. Casi todos los pimientos rojos pequeños y picantes se disecan, se muelen en polvo y se ponen en una cápsula a la que se le llama "pimienta de Cayena". Esto no es en realidad un engaño, ya que hay poquísima diferencia en el contenido químico de las diferentes variedades del Capsicum annuum— la diferencia está en la graduación de picante y el sabor. Por lo tanto, una cápsula de chiles pequines en polvo tendrá el mismo contenido químico que una cápsula de pimienta de Cayena. De hecho, la Asociación Estadounidense de Comerciantes de Especias (American Spice Trade Association) considera el vocablo "pimienta de Cayena" un error y prefiere el termino genérico "pimiento rojo".

El término "pimienta de Cayena" (*cayenne*) parece tener su origen en la palabra *kyinba*, la palabra usada por los indígenas tupi del nordeste de Suramérica. Esta variedad de pimiento probablemente comenzó en lo que hoy es la Guayana Francesa y posiblemente recibió su nombre del río Cayenne (*Cayena* en español) o de la capital de este departamento ultramarino francés, Cayenne. Le debe su difusión alrededor del mundo a Portugal y sus comerciantes, que la llevaron a la Europa septentrional, África, la India y Asia. Aunque fue llevada a España antes del año 1500, llegó en 1548 a Gran Bretaña por una ruta tortuosa a través de la India.

Una planta parecida a la pimienta de Cayena se describe en el manual de hierbas, *The Badanius Manuscript*, donde se explica su uso para aliviar el dolor de muelas y la sarna. En 1597, el botánico John Gerard se refirió a este pimiento como "e pimiento indio", y Nicholas Culpepper en su guía de hierbas de 1652 escribió que ésta era "una fruta violenta" que hacía mucho para "ayudar la digestión, provocar la orina, aliviar el dolor de muelas, proteger contra la podredumbre de los dientes, hacer sentir mejor el estómago frío, ayudar a pasar las piedras del riñón, y eliminar la debilidad de la vista". Éste también aparece en la guía de jardinería *Miller's Garden Dictionary* del año 1771, lo que prueba que se cultivaba en Inglaterra, al menos en los jardines caseros.

Los españoles conocieron los poderes curativos del chile a través del *Códex florentino*. Éste era uno de los quinientos manuscritos ilustrados de la época precolombina—o mejor dicho las copias españolas—que lograron sobrevivir la destrucción de los escritos "heréticos". Los códices describen la vida diaria de los aztecas, y el *Códex florentino* señalaba las siguientes propiedades de los chiles: " La fruta se utiliza para aliviar el dolor en general, problemas del oído, las muelas, mordidas, la tos, el dolor de estómago, el dolor de cólico, la disentería, y los moretones".

Ya para el 1577 se había traducido al inglés el ensayo del botánico y médico español Nicolás Monardes. Este libro, que trata sobre el Nuevo Mundo, se tituló *Buenas noticias del Nuevo Mundo*, y cuyo título en inglés era *Joyful Newes Out of the Newe Founde Worlde*. Monardes describia en él la nueva especia que Cristóbal Colón había encontrado: "El pimiento del indio, no sólo sirve para la medicina, pero es maravilloso, lo que se conoce en toda España. Da alivio, relaja la mente, es bueno para el pecho, y ayuda a los de tez fría, alivia y cura, y da fuerza a los miembros principales. Es extremadamente picante y seco".

Otros cronistas del pimiento no estaban tan entusiasmados con la nueva especia. La primera observación apareció en 1590, cuando el jesuita e historiador José de Acosta hizo esta advertencia sobre las supuestas propiedades afrodisíacas de los pimientos, diciendo que el fruto del pimental "era dañino para el bienestar de la juventud, especialmente la de sus almas, ya que provoca la lujuria"... John Gerard advertía en su manual de hierbas del año 1633 que el pimiento "tiene una cualidad maliciosa, por lo que es enemigo del hígado y de los intestinos". Pero Gerard señaló por otro lado que la vaina del chile tenía una propiedad buena: "Hace desaparecer las manchas del rostro, cuando se aplica con miel".

Esta variedad de opiniones resalta el aspecto más fascinante del chile: su poder medicinal. Desde sus primeros usos en América del Sur prehistóricos, los chiles se ganaron doble fama: como remedio para algunos malestares y de agravio para otros. En muchos casos le da tratamiento y empeora al mismo mal. Por ejemplo, se usa como remedio para la

El pimiento en el ojo

Aquéllos que se han regado el jugo de chiles frescos en los ojos cuando están limpiando la casa o picando los chiles, conocen muy bien el dolor punzante y las lágrimas cegadoras que surgen al contacto. Entonces, ¿por qué alguien se pondría el jugo del chile en sus ojos? Existen algunas explicaciones. Los obreros en África imitan los síntomas de la conjuntivitis como una excusa para no trabajar al añadirle el zumo de chiles frescos al enjuague para los ojos. Es muy interesante que en el siglo XIX los peruanos creían que una infusión de capsicina del jugo de la vaina del chile podía curar la conjuntivitis. Por otro lado, algunas tribus africanas usan gotas para los ojos hechas de chiles para aliviar el dolor de cabeza. ¡Suponemos que la irritación y dolor del ojo hacen que el dolor de cabeza sea olvidado!

diarrea, pero también se considera un agravante para este mal, al igual que se considera como la causa y la cura de las úlceras. En el Perú, se dice que la infusión de chile detiene el hipo, aunque en realidad se sabe que los chiles causan el hipo.

Nuestras investigaciones han encontrado contradicciones similares. Por ejemplo, los chiles se usan para tratar varias enfermedades de la piel. Sin embargo, la reacción típica de la piel a la capsicina (la sustancia que les da el sabor picante a los pimientos) es negativa. Cuando el chile en polvo cae en la piel causa dermatitis al contacto. En el África central el chile es un ingrediente clave en un medicamento usado como calmante, pero también se usa como estimulante para mantener a la persona despierta o alerta; los indios de Bolivia mantienen un chile molido entre sus encías y la parte interior de la mejilla para mantenerse alerta—práctica que también se da en México con las variedades de chiles pequeñitos conocidos como chiltepines y chile de árbol.

2

Lo básico del pimiento

Los pimientos—también llamados "chiles" en varios países del continente americano—son arbustos perennes originales de la América del Sur y se cultivan como anuales en climas fríos. Están emparentados con los tomates, las papas, y las berenjenas, como miembros de la gran familia *solanácea* conocida como *hierba mora* o *solano*. No están emparentados con el *Piper nigrum*, el arbusto trepador que produce la pimienta negra.

El género *Capsicum* incluye todas las variedades de pimientos, desde los delicados pimientos verdes hasta los picantísimos chiles habaneros. Existen entre veinte y treinta especies del *Capsicum* o pimientos, dependiendo del botánico que uno consulte; de éstas hay cinco especies domesticadas y docenas de tipos entre esas especies. Además, cada tipo tiene un gran número de variedades, algunas de éstas son cultivadas. Se cree que en el mundo existen entre dos y tres mil variedades del *Capsicum*.

La planta del pimiento en sí es compacta y herbácea cuando es pequeña, convirtiéndose en un arbusto al madurar. Aunque algunas plantas de chiles tropicales pueden crecer unos dieciocho pies de altura, el tamaño promedio de las plantas cultivadas es de menos de tres pies. Las hojas son ovaladas y salen individualmente, alternándose al desarrollarse—crecen alternándose en lados opuestos de la rama. Las flores casi siempre cuelgan, y sus colores varían del blanco al púrpura. La polenización se logra por medio del viento en el caso de autopolenización, o a través de los insectos, lo que puede producir el cruce de variedades. La temperatura nocturna que determina la formación del fruto tiene que estar entre 55 y 80 grados Fahrenheit; fuera de esos limites no se da fruto. El fruto de los pimientos varía en tamaño desde menos de un cuarto de pulgada de diámetro, hasta un pie de largo en la variedad conocida como el "Big Jim". Los frutos nacen derechos, como péndulos caídos, u horizontales con respecto a la tierra. La mayoría de los chiles están listos para cosechar cuando están verdes—después de setenta días—y maduran aproximadamente a los 130 días. El fruto maduro se da en muchos colores: rojo, amarillo, marrón y otros tonos intermedios.

Por error, y con frecuencia, se cree que los pimientos son oriundos de África o la India, pero en realidad son naturales de América; al igual que el maíz, la calabaza y los frijoles o judías, y es una de las primeras plantas cultivadas por los pueblos nativos del Nuevo Mundo. Los chiles causaron gran sensación cuando Cristóbal Colón los llevó consigo al regresar a España después de su segundo viaje. Ahora se disponía de una especia más picante y más sabrosa que la pimienta negra—y también más barata. Como la pimienta negra era muy cara, la gente estaba encantada de poder cultivar los chiles en sus jardines caseros y no tener que pagar los altos precios por las especias disponibles hasta entonces.

Las variedades más comunes entre los pimientos

Existen muchísimas variedades de pimientos—chiles—que se cultivan alrededor del mundo, aunque sólo dieciocho variedades se emplean en la cocina de los Estados Unidos y el Canadá. El siguiente no es un bosquejo completo, sólo da una descripción de los pimientos más frecuentemente usados en este país.

Los pimientos frescos

Se encuentran en jardines o mercados, y su popularidad ha ido en aumento porque están más disponibles.

- **Ají.** Un pimiento peruano de un sabor picante de moderado a fuerte y una gama de colores desde el amarillo, al anaranjado hasta llegar al rojo oscuro. Se usa con frecuencia en salsas y guisados, y a veces se comen rellenos. No se consiguen fácilmente en los Estados Unidos y se venden sobre todo en escabeche, en salmuera y en polvo.
- **Amarillos cerosos.** Levemente picantes. Se usan como los jalapeños.
- **Asiático.** Casi siempre pequeños, como las variedades picantes de Santaka, y los pimientos tailandeses.
- **Cerezos.** Rojos, suaves y casi siempre se encuentran escabechados o encurtidos.

- **Habanero.** El pimiento más picante del mundo. Tienen forma de linterna y maduran en varios tonos desde el amarillo y el anaranjado, al rojo y llegando al marrón. Poseen un aroma de fruta único, además de un sabor muy fuerte. Hay que usarlos con sumo cuidado. Por lo general, se pueden sustituir los serranos y los habaneros entre sí, pero no se pueden sustituir por los poblanos o los de Nuevo México en las recetas. La textura de los habaneros y los serranos se conserva muy bien en el congelador. Colóquelos en una sola capa en una bandeja de hornear y póngalos en el congelador hasta que se endurezcan. Entonces guárdelos en una bolsa herméticamente cerrada. De esta manera se conservan de nueve meses a un año a una temperatura de cero grados Fahrenheit. Los Scotch Bonnets son una variedad que procede del Caribe.
- **Jalapeño.** Se usan el rojo y el verde, y tienen un sabor picante moderado. Se rellenan o se pican para ser usados en salsas y ensaladas.
- **Nuevo México.** Un chile verde largo que debe que asado y mondado antes de usar. El más suave y fácil de conseguir es el tipo Anaheim. Son bajos en ácido y por eso no se recomienda enlatarlos; es mejor congelarlos. Pueden conseguirse en temporada pidiéndolos por correo. También se encuentran enlatados en casi todos los mercados y congelados en algunas partes del suroeste de los Estados Unidos. Algunas de las variedades más comunes son el Big Jim, el Sandia, y el número 6-4.
- **Pimientos verdes.** El más común, casi siempre es utilizado para darle color a las salsas y ensaladas. Hay un gran surtido de colores, desde el pimiento verde por todos conocido, hasta amarillo, anaranjado, rojo y púrpura. Entre estos, solamente el tipo Mexi-Bell tiene un sabor fuerte.

- **Poblano.** Un chile mexicano parecido en tamaño al anterior, pero con un sabor picante de moderado a leve.
- **Serrano.** Un chile verde más pequeño, más fino y más picante que el jalapeño. Estos son los chiles que se emplean en la clásica salsa fresca mexicana *pico de gallo.*

Los pimientos disecados

Al igual que sucede con los pimientos frescos, mientras más grandes y más suaves. Los chiles de Nuevo México son grandes y suaves y pueden servir como ingrediente principal en las salsas. Las variedades más pequeñas, como el *pequín*, son demasiado picantes para esto y por lo tanto se usan más como un condimento en las comidas, o para freír vuelta y vuelta. Todos los pimientos disecados se pueden moler en polvo.

- **Achiote (Ancho).** Un chile poblano grande. Este es ancho, de color muy oscuro y con un aroma parecido a la pasa. Es el único pimiento que casi siempre se rellena cuando está seco; la vaina se ablanda en agua con anterioridad.
- **Chipotle.** Un jalapeño rojo muy pequeñito disecado al carbón que tiene un sabor ahumado y muy picante. Se puede conseguir suelto, o en lata en salsa de adobo. En esta última forma es más fácil de usar, porque el chile ya está rehidratado. Para rehidratar los chipotles, sólo hay que remojarlos en agua caliente, al menos por una hora.
- **Guajillo.** Una versión más pequeña y más picante del chile de Nuevo México que casi siempre se usa en las salsas en la zona Norte de México.
- **Nuevo México.** Estos son los que se ensartan en ristras hasta el momento en que están listos para usar. Entonces se rehidratan y se mezclan con cebollas, ajo, aceite, otras

especias, y agua, para hacer la salsa clásica de chile rojo de Nuevo México, que se sirve casi siempre sobre las enchiladas en el suroeste de Estados Unidos.

- **Pasilla.** Un pimiento largo y delgado que también tiene un aroma de pasa o de nuez. Al igual que el *ancho*, es usado en las salsas mexicanas.
- **Otros chiles pequeños.** Existen muchos pimientos rojos de varios tamaños, desde los que son del tamaño de una uña—como el *chiltepín* o el pimiento *pájaro africano*—hasta la *pimienta de Cayena* delgada, de seis pulgadas de largo. Otros tipos incluyen el *pequín*, el de Tailandia, el *santaka*, el *de árbol*, el *cascabel*, el *mirasol*, y el *tabasco*. Estos chiles se usan en platos fritos vuelta y vuelta, se dejan flotar en sopas y guisados, o se usan para darle picante a las salsas que son demasiado suaves.

El chile en polvo

Todos los chiles pueden disecarse y molerse en polvo—y se hace con casi todos los pimientos, incluyendo los habaneros. Los chiles molidos o de fibras más gruesas y que tienen algunas semillas se conocen como *quebrados*. Los polvos menos finos se conocen como *caribe*, mientras que a los más finos se los clasifica como *molidos*. Los polvos más suaves, como los de los chiles de Nuevo México, también pueden usarse como base para salsas, pero los más picantes, como los pimientos pequines, se usan cuando se desea un sabor más picante.

En nuestra casa tenemos más polvos que pimientos enteros porque los polvos son más concentrados y ocupan menos espacio. Los guardamos en botellas herméticamente cerradas. Mientras más fresco el polvo de chile, mejor sabe, así que no muela muchas vainas a la vez. Use un molinillo de especias eléctrico y proteja su nariz y garganta del polvo picante poniéndose una máscara para pintores. El color de los polvos de chile varía del rojo-naranja brillante (chiltepines) al verde pálido (los jalapeños secos), y al marrón oscuro, casi negro (achiote). A nosotros nos gusta experimentar alternando los chiles en polvo que especifican las recetas.

Cómo aliviar las picaduras de insectos

Cuando un insecto le muerde o le pica en el jardín, ¿qué hacer? Busque unos chiles, pártalos por la mitad, y exprima el jugo en la herida inmediatamente, por supuesto. En el Perú, los chiles frescos molidos se untan en las picaduras de mosquitos, además se ponen emplastos de chiles tostados en polvo en las picaduras de abeja escorpión, las mordidas de araña. A veces los emplastos son cubiertos con una capa de miel antes de aplicarse. De manera parecida, los indios pueblo del estado de Nuevo México (EE.UU.), usan los chiles para bajar la hinchazón y "sacar el veneno" de los aguijonazos de abeja, mientras que en Colombia y en la India se usan para sacar el veneno de la mordida de las serpientes. A través del sureste asiático, métodos parecidos se usan para curar picaduras de insectos y mordeduras de todo tipo.

3

La química del pimiento

Cualquier cosa picante que queme la boca como lo hace el chile puede ser peligrosa. No obstante, lo que hiere también puede ayudar. Ese es el tema de esta sección. Esta es la historia de los secretos escondidos dentro de los pimientos. Para descubrir estos secretos y comprender sus poderes—tanto dañinos como curativos—es preciso examinar la química de las plantas y sus frutos, y los extractos que de ellas salen.

De los toxinas a los antibióticos

Según el farmacólogo James A. Duke, ex-director del Laboratorio de Recursos de Plantas Medicinales (Medicinal Plant Resources Laboratory) del Ministerio de Agricultura de los Estados Unidos, el fruto de las plantas *Capsicum* o pimiento contiene cuatro toxinas; dos de éstas son alcaloides—la capsicina y la solanina—y las otras dos son ácidos—el ácido málico y el ácido oxálico. Los alcaloides son sustancias orgánicas que poseen propiedades alcalinas. Se encuentran en ciertas drogas, como la cocaína, la cafeína, la morfina y la quinina. Los ácidos, incluyendo el ácido acético, la aspirina y el ácido cítrico, tienen un pH muy bajo, y representan el extremo opuesto los alcaloides.

A lo largo de este libro examinaremos la capsicina detalladamente, pero por ahora nos detendremos brevemente en la solanina, una sustancia que se encuentra en pequeñas cantidades en las vainas de los pimientos. La solanina es un alcaloide venenoso presente en muchas plantas de la familia solanácea, y si se ingiere en grandes cantidades puede ser mortal. Afortunadamente, las semillas del chile tienen poca cantidad de este alcaloide en las vainas maduras, por lo que no hay ningún peligro de envenenamiento, no importa la cantidad de chiles que coma.

De los ácidos que se encuentran en los pimientos, el ácido málico aparece en pequeñas cantidades. Éste ácido es muy común y está presente en las manzanas, las uvas y el ruibarbo. El ácido oxálico, que también aparece en pequeñas cantidades, es el ingrediente activo en la corteza del eucalipto, y se usa mayormente para blanquear la paja. Ninguno de estos dos ácidos parece tener usos medicinales, ni representan un peligro cuando son ingeridos en pequeñas cantidades.

Los poderes curativos de los pimientos dependen de compuestos adicionales (los compuestos son sustancias que contienen dos o más elementos) que se encuentran en las vainas, las hojas y las ramas de las plantas. Cinco de ellos han sido descubiertos: la capsicina (el alcaloide mencionado anteriormente), la capsicidina, el capsidol, la capsinosida y la capsicodendrina. Exceptuando la capsicina, la función exacta de estos compuestos no ha sido estudiada en su totalidad. La *capsicidina* se encuentra en las vainas, las raíces y las semillas de las plantas de chile, y reacciona como un antibiótico contra algunas bacterias. Quizás es el agente antibacterial principal del chile en polvo, usado para tratar heridas, forúnculos y llagas, especialmente si los polvos contienen semillas. El *capsidol*, que se encuentra en las vainas, las ramas, y las hojas, es posiblemente otro compuesto con propiedades curativas. James A. Duke lo clasifica en su lista como un fungicida cuyo ingrediente activo es la fitoalexina, otro compuesto que ayuda al sistema inmunológico. Duke clasifica la *capsinosida* como un inhibidor ACE (enzima que reduce la angiotensión), una de las muchas drogas que contrarrestan la hipertensión arterial. Por último, la *capsicodendrina* es una citoxina, un compuesto que daña las células al contacto, lo que sugiere posibilidades de uso como antiséptico.

Otros elementos que se encuentran en las semillas y las hojas parecen tener varios grados de poder curativo. Las semillas contienen el capsicósido glicérido, estéroles y lípidos (grasas y ceras). Del quince al treinta por ciento de las semillas sale un extracto aceitoso rico en triolina, el ingrediente más importante en el aceite de oliva. Otro compuesto que se extrae de los pimientos es la capsantina, un pigmento rojo comestible que se usa como tinte en los alimentos y las drogas. Aunque no parece poseer propiedades curativas, contiene vitaminas A, C y B.

Los potentes capsicinoides

El potente ingrediente presente en los chiles picantes y que es el causante de esa sensación de quemazón es el alcaloide capsicina. Esta sustancia se produce en la glándula de la vaina donde se unen la placenta y la pared de la vaina. La capsicina se distribuye de manera despareja a través de la vaina y casi toda se concentra en el área del tejido de la placenta donde se adhieren las semillas. Hay rastros de capsicina en las semillas de las vainas procesadas, pero éstas no son la causa principal del sabor picante del pimiento.

La capsicina es un alcaloide muy potente y estable al que parece no afectar ni el frío ni el calor; mantiene su potencia original a través del tiempo y resiste los embates de la cocina, el refrigerador o el congelador. Como es una sustancia sin color, sabor, ni olor, la cantidad exacta de capsicina que aparece en los chiles sólo puede ser medida mediante un proceso de laboratorio conocido como "high-performance liquid chromatography" (HPLC) o *cromatografía de alta función de líquidos*. Inodora y carente de un sabor propio, la capsicina es uno de los compuestos picantes más potentes (agudo y punzante al paladar) que se conocen. Es palpable al gusto en una proporción de una parte por cada diecisiete millones. Poco soluble en agua, se disuelve con mayor facilidad en el alcohol, las grasas, y los aceites.

En realidad, la palabra "capsicina" describe un complejo de compuestos relacionados y conocidos como capsicinoides. Esto puede crear cierta confusión, ya que uno de los capsicinoides se identifica también como capsicina. Los científicos han reconocido y aislado cinco de los miembros naturales y un primo sintético de esta fogosa familia. Este último se usa como base para comparar, medir y definir el picor de los otros compuestos. Los capsicinoides principales que aparecen en la capsicina son: La capsicina (69%), la deshidrocapsicina (22%) y dos componentes relacionados y menos importantes: la nordeshidrocapsicina (7%) la homocapsicina (1%), y la homodeshidrocapsicina (1%). Anna Krajewska y John –Powers, investigadores de la Universidad de Georgia, (EE.UU.), le dieron a probar el capsicinoide sintético *vaillylamide* (VNA) del ácido n-nonanoico, a dieciséis catadores profesionales. Estos expertos compararon el picor del VNA a cuatro de los cinco capsicinoides naturales y llegaron a la siguiente conclusión: El capsicinoide más leve era la nordeshidrocapsicina, que describieron como "menos irritante" además de "fructosa, dulce y aromática". Le siguió la homodeshidrocapsicina, un compuesto al que describieron como "muy irritante" y que les causó una "quemazón entumecedora" en la garganta, y cuyo efecto fue más prolongado y difícil de enjuagar.

Los dos compuestos de capsicinoide más irritantes fueron la capsicina y la deshidrocapsicina, ambos elementos produjeron irritación por todas partes, desde el centro de la lengua y el paladar, hasta la garganta. Evidentemente, todos los capsicinoides trabajan en conjunto para producir la irritación típica de los pimientos, pero la capsicina es la más fuerte. Es tan potente que los químicos que manejan este polvo cristalino tienen que trabajar en un "cuarto tóxico" filtrado, con protección para todo el cuerpo, incluyendo una capucha para proteger la cabeza y evitar la inhalación del polvo. Lloyd Matheson, químico farmacéutico de la Universidad de Iowa (EE.UU.) que la inhaló una vez accidentalmente comentó: "No es tóxica, pero uno desearía la muerte si la llega a inhalar". El experto en capsicina Marlin Bensinger añadió que "un miligramo de capsicina puro en la mano se sentiría como un atizador candente y de seguro causaría ampollas en la piel".

Probablemente la capsicina se desarrolló en el proceso evolutivo de la vaina del pimiento para proteger los chiles de los animales de rapiña. Esta es la teoría del doctor Michael Nee, del Jardín Botánico de Nueva York. Desde hace mucho tiempo los científicos han teorizado que las plantas fabrican productos químicos secundarios conocidos como *metabolitos*. Éstos no son necesarios para el sostén de vida básico de la planta, pero las protegen de los animales y quizás de otras plantas de la misma especie con las que compite.

Nee cree que la capsicina que se encuentra en los pimientos es un tipo de metabolito. Los mamíferos sienten la quemazón de la capsicina, pero los pájaros no. De esta manera las semillas pasan íntegras por el tracto digestivo de los pájaros, encerradas en un fertilizador natural. Muchos expertos creen que el chiltepín (*C. annuum* var. *avicular*) se propagó de esta forma desde América del Sur a lo que hoy es la frontera de los Estados Unidos con México.

La afición a los pimientos

El doctor Paul Rozin, un sicólogo de la Universidad de Pennsilvania en Filadelfia (EE.UU.), realizó una serie de estudios para descubrir cómo se desarrolla el gusto por los pimientos, y encontró que es casi imposible lograr que las ratas gusten de los chiles. Otros estudios hechos utilizando perros y chimpancés dieron el mismo resultado. Pero según uno de los estudios, los seres humanos son los únicos mamíferos que pueden invertir su "aversión natural a lo amargo, y a las sustancias que naturalmente no agradan al paladar". Entre estas se encuentran la nicotina, la cafeína, el alcohol, el tabaco y los chiles. De hecho, se puede llegar a la predilección por el sabor y los efectos sicológicos de estas sustancias hasta el punto de convertirse en un hábito o adicción.

Un estudio realizado por Rozin en 1980 señala la razón más común que dieron los mexicanos para explicar por qué comen chiles: "le añaden sabor a la comida". El estudio también parece sugerir que los pimientos ayudan a la digestión. "Con la comida pastosa y de fécula suave típica del área, los chiles ayudan a digerir, tragar y darle buen sabor a la comida".

El deseo de estar incluido en ciertos grupos, ya sea la familia u otro grupo social con el que uno se identifique tiene cierta influencia en la aceptación del gusto picante de los pimientos. Al igual que los jóvenes desarrollan el gusto por los cigarrillos, el café y el alcohol por su repetido uso, pueden acostumbrarse a los pimientos. En uno de los estudios se infiere que, "no hay recompensas por comer chiles en la casa. Pero posiblemente hay recompensas más sutiles por comportarse como adultos y hacer lo mismo que los miembros de su sociedad hacen, y obtener la aprobación de sus padres y compañeros".

Un estudio del Centro Médico de la Universidad de Duke (estado de Carolina del Norte, EE.UU.) encontró que pequeñas dosis de capsicina y de nicotina produjeron las mismas reacciones fisiológicas: irritación, secreción de líquidos, estornudo, vasodilatación, tos, y secreción de pepsina. Sin embargo, cuando se inyectó capsicina en dosis más grandes, esta destruyó muchas de las neuronas que contenían sus receptores, mientras que con la nicotina aumentó el número de receptores de acetilcolina, su receptor específico. Esto quiere decir que una dosis grande de capsicina hace que el cuerpo responda *menos* a ella, mientras que grandes cantidades de nicotina hacen que el cuerpo sea *más* susceptible a la misma. Por lo tanto, aunque las personas puedan adquirir una afición a los chiles, no pueden desarrollar una adicción física a ellos. Este aprendizaje explica la teoría del "masoquismo benigno" o "riesgo limitado" de Rozin en su estudio de 1980. Según su teoría, a las personas les gusta el chile por las mismas razones que les gusta la montaña rusa, las películas de horror, y los baños calientes. Todas estas actividades estimulan el organismo, provocando una reacción al peligro, pero la mente reconoce que en realidad están a salvo.

En su estudio de 1990, Rozin expone argumentos adicionales que confirman esta idea. Por una parte, dice que no es raro que las personas le saquen placer a las reacciones de defensa del organismo, como el lagrimeo de los ojos y la secreción nasal que ocurre cuando se comen pimientos picantes. Además, las personas casi siempre comen chiles al nivel picante más alto que puedan tolerar, lo que significa que el gusto por el pimiento picante se relaciona al intento de extender los límites del dolor y la tolerancia.

Sin embargo, las personas no parecen ansiar más chiles o chiles aún más picantes, sino que suelen mantener un nivel de tolerancia hacia el picante que se encuentra entre la excitación y el dolor, una tendencia parecida a la del bebedor social que no se emborracha o al fumador que se limita a cuatro cigarrillos diarios. Según el estudio de Rozin, "esta dicotomía entre cuerpo y mente puede ser una de las fuentes de los sentimientos de dominio y placer, un ejemplo del poder de la mente sobre el cuerpo".

En 1980, el doctor Andrew Weil, en su libro *The Marriage of the Sun and Moon* (*El casamiento del sol y la luna*), examina el aspecto sicológico de este fenómeno. El aficionado a los chiles sabe que el dolor puede transformarse en un placer cuya fuerza puede llevarlo a una sensación de euforia. El secreto de ese truco es la apariencia de que hay una sensación que llega en forma de altibajo u ola hasta subir a una cima aterradora y después llega la calma, dejando el cuerpo ileso. El hábito a esta sensación es lo que hace que se coma el chile a un nivel que mantiene una intensidad constante. Así es que uno puede relajarse frente a este estímulo fuerte, sintiéndolo como algo entre el placer y el dolor que impone la concentración y logra un estado de conciencia elevado. El doctor Andrew Weil le dio el llamativo nombre de "mouth surfing" ("patinaje del paladar") a esta sensación, parecida a los efectos de la droga.

Rozin también ha descubierto que el consumo de chiles estimula la secreción de endorfinas, el narcótico o soporífero natural del organismo humano que alivia el dolor y da una sensación de bienestar. Esta sensación es muy parecida a la que sienten los maratonistas. Esta teoría seguramente dice por qué uno continúa atiborrándose de comidas picantes, aunque el picante nos cause dolor y nos haga sudar y sonreír a la vez como unos orates.

Otra razón fue descubierta por dos investigadores de la región de Nueva Inglaterra (EE.UU.), amantes de los pimientos. David y Susan Henderson estaban cocinando unos serranos de su jardín y de repente les distrajo el fuerte aroma de chile que estaban creando. La curiosidad los hizo llevarse el aceite de los serranos que estaban friendo a su laboratorio para analizar los compuestos formados por los chiles en el aceite hirviendo. Descubrieron que la capsicina, el agente químico que le da el picante a los chiles, al descomponerse produce, entre otros compuestos, la vainillina. "La vainillina tiene un olor muy dulce a soda cremosa", dijo el doctor David Henderson, "y se sabe que resalta otros sabores en la comida". La vainillina también es conocida como uno de los aromas más agradables que existen, y hasta es considerada por algunos como un afrodisíaco. Aunque los pimientos no tengan propiedades afrodisíacas en sí, al menos nos ponen de buen humor, lo que siempre ayuda. Las experiencias de Weil en su intento de captar aficionados a los chiles han sido "alentadoras". Algo que ha notado es que el cambio de actitud, la perseverancia, y el interés en nuevas experiencias, puede convertir lo que antes era dolor y peligro en fuente de placer y bienestar.

Cómo se mide el picor

El intento de medir con exactitud el picor de los pimientos y las comidas en que se usan ha sido un antiguo ideal de cocineros e investigadores por igual. En el año 1912, Wilbur L. Scoville, farmacólogo de una fábrica de drogas que usaba la capsicina en su pomada para aliviar el dolor de músculos, desarrolló la prueba Scoville Organoleptic Test. Esta prueba consistía en un panel de catadores de picantes que probaban y analizaban una solución hecha de cantidades específicas de pimientos disueltos en alcohol, diluidas en agua con azúcar.

Aunque la técnica Scoville no era muy exacta, no fue hasta 1980 cuando se desarrolló una técnica más eficiente para medir el picante del pimiento. James Woodbury desarrolló el *high-performance liquid chromatography* (HPLC) porque según él, "los métodos utilizados anteriormente tomaban mucho tiempo, o eran inexactos para los niveles de picor más bajos".

El proceso HPLC de Woodbury disuelve una muestra de chile en polvo en etanol saturado con acetato de sodio, causando una reacción que separa los capsicinoides. Éstos se analizan con un espectrofluolímetro que mide los niveles de capsicina en partes por millón (ppm), para luego ser convertidas en unidades de Scoville, que continúa siendo la medida que se utiliza en la industria. La prueba tiene una susceptibilidad de dos partes por millón, cerca de treinta unidades de Scoville, lo que significa que se pueden examinar los pimientos individualmente con mayor exactitud.

A pesar de la exactitud de la prueba HPLC, debemos recordar, como señala el doctor Ben Villalón, antiguo director de la Estación Experimental Agrícola del Estado de Texas, que "la capsicina se mide en cantidades exactas por medio de la prueba HPLC, pero esta prueba sólo mide el contenido de una sola vaina, una sola planta, en un lugar y en una temporada específica".

El comentario del doctor Villalón indica una gran variación en los niveles de picor dentro de una misma variedad del pimiento. Esto se debe a muchos factores. Por ejemplo, muchas variedades se crean con la intención de producir diferentes picores, lo que dice por qué hay un TAM Mild Jalapeño que se usa para los nachos y es mucho más suave que las otras variedades, ilustrando así el papel que juega la genética en determinar la intensidad del picante.

El medio ambiente también juega un papel importante en la potencia del picor. La composición química del terreno y el uso de fertilizantes también son factores. Además, se ha comprobado que el estrés puede aumentar el nivel de capsicina en las vainas de los chiles. Este estrés se produce al echarle agua de más o de menos, por los vientos y temperaturas extremas del verano, la radiación solar, los extremos de humedad, los insecticidas y la contaminación del aire.

II

La cura picante

4

Cómo funciona

El 26 de diciembre de 1987 el equipo los Broncos de Denver se enfrentó al equipo de los Chargers de San Diego en un partido de fútbol estadounidense. Durante uno de los recesos, el narrador Jimmy Cefalo, hablando sobre el frío que hacía comentó el rumor de que algunos de los Broncos le habían echado pimienta de Cayena a sus calcetines antes del juego. Ésta había calentado tan bien los pies sudados de los atletas que así pudieron soportar el entumecedor frío durante el partido.

La pimienta de Cayena y otros chiles están ligados a varias curas maravillosas, como el revivir las partes del cuerpo congeladas, detener ataques, curar úlceras, revocar los síntomas de la arterosclerosis, bajar la presión, detener hemorragias, y fluidificar la sangre, lo que ayuda en el tratamiento de la hipertensión y otras enfermedades cardíacas. También se utiliza para provocar el reflejo de tragar que ayuda a los pacientes con embolias. Este reflejo también estimula la circulación, mejora la eficiencia del sistema digestivo, la asimilación de alimentos nutritivos y reduce el gas. Los chiles también alivian la congestión pulmonar y curan heridas. En climas cálidos los chiles estimulan el apetito dándole sabor a las comidas sosas y estimulan las glándulas salivares. Además provocan el sudor, ayudando a normalizar la temperatura del cuerpo y a la inversa, calientan los pies congelados. Los Broncos ganaron el juego en diciembre, pero sus medias calientes no les sirvieron de mucho en San Diego, California, donde luego perdieron el campeonato de fútbol del Super Tazón (Super Bowl).

Aunque la mayoría de estas afirmaciones parecen exageradas, nótese que la mayoría de los males efectos y en la lista están relacionados directa o indirectamente con la circulación. Los pimientos estimulan la circulación, lo que a su vez estimula el bienestar cardiovascular y amplifica los mecanismos protectores del organismo, ayudando a la recuperación y a mantener una temperatura interior estable. La buena circulación también es un factor vinculado a las propiedades analgésicas de los chiles. (*véase* el capítulo III "Cómo darle un corto circuito al dolor"). Recuérdense también los beneficios nutritivos que ayudan al sistema de inmunidad y a prevenir ciertos tipos de cáncer. (*véase* el capítulo IV, "Dele gusto a la vida").

En el año 1993, en el municipio de Manitowoc, ocurrieron 282 muertes a causa de enfermedades del corazón, el número más alto en todo el estado. Esta cifra fue suficiente para hacer que Paul y Barbara Stitt, los propietarios de la empresa panadera Natural Ovens, formaran la Nutritional Research Foundation (Fundación para el Estudio de la Alimentación) a fines de 1994. Ésta es una fundación sin fines de lucro dedicada a la investigación y a educar al público sobre la buena alimentación. Según Paul Stitt, quien tiene un título de maestría en el campo de bioquímica, "obviamente nos gustaría hacer lo que esté a nuestro alcance para aliviar el sufrimiento de estas personas y sus familias".

En el mes de enero del año 1995 comenzaron un estudio sobre la pimienta de Cayena o pimentón para conocer su supuesto efecto curativo sobre el corazón. Reclutaron a varios de los habitantes del condado que padecían enfermedades cardíacas y problemas de circulación para que participaran por seis semanas en su programa, en calidad de voluntarios. El régimen diario consistía en tomar de una a tres cápsulas de pimienta de Cayena de 30 mil unidades de picante (suministradas gratis por la fundación), en ayunas, acompañadas de un vaso de agua, una fruta y un pedazo de pan integral. Además, los participantes tenían que beber entre ocho y diez vasos de agua diariamente y reducir el consumo de los productos lácteos lo más posible, ya que la leche puede cuajarse y bloquear la absorción del pimentón. También tenían que comer diez gramos de lino (una harina hecha de plantas) preparada en una bebida o en pan para aumentar el nivel de fibra en la dieta. Los participantes visitaban la panadería semanalmente para examinar su progreso y para reabastecerse de pimentón. Aunque el estudio no seguía un método científico formal dio sorprendentes resultados. Los participantes sintieron alivio de sus problemas circulatorios y mejoría de otros malestares como úlceras y migrañas.

Las experiencias de mejoría en las 576 personas que participaron en el estudio son las siguientes:

- **Circulación sanguínea.** De 89 personas, el 74% sintió una mejoría en su circulación, más calor en sus extremidades y más energía; el 1% dijo que se sentía totalmente curado de sus problemas circulatorios; el 26% no notó ninguna mejoría.

- **Dolores de cabeza.** De 119 personas, el 85% sintió una gran mejoría, y de éstas un catorce por ciento experimentó una curación completa; un quince por ciento no sintió mejoría alguna.
- **Frialdad de los pies y de las manos.** De las 124 personas, el 85 % dijo que se sentía mejor, el dos por ciento tuvo un alivio completo y el quince por ciento no sintió ningún cambio.
- **Hernias de esófago.** De 24 personas, el 75% se sintió mucho mejor, y de éstas el 4% sintió una mejoría completa; un 25% no sintió ningún cambio.
- **Migrañas.** De 22 personas, el cien por cien se sintió mucho mejor, y de éstas un nueve por ciento se sintió completamente curado; nadie dijo no sentir alivio alguno.
- **Trastornos estomacales.** (Todos los dolores de estómago, con la excepción de las úlceras y hernias del esófago). De 181 personas el 88% tuvo una gran mejoría, y de éstas, un trece por ciento dijo sentirse completamente bien; un doce por ciento no sintió mejoría alguna.
- **Úlceras.** De 17 personas el cien por ciento dijo sentirse mucho mejor, y de éstas un 18% dijo que se sentían completamente curadas; nadie dijo no haberse sentido mejor.

La Nutritional Research Foundation aún se dedica a la salud de los habitantes de Manitowoc, recopilando más información y distribuyéndola a quienes estén interesados. Muchos de los participantes en este primer estudio siguen su régimen de pimentón y hemos incluido en este libro muchas de sus experiencias.

La capsicina

El sabor acre de la capsicina del chile puede quemar la boca y sin embargo alivia los dolores de artritis, la neuropatía de la diabetes, la zoster y el dolor de muelas o dientes. Es lo suficientemente cáustico como para matar algunos gérmenes, pero ayuda a curar heridas; irrita las membranas mucosas pero evita y puede curar las úlceras del estómago. La capsicina irrita sin hacer daño, calienta sin quemar y alivia el dolor sin destruir tejidos nerviosos.

Hay seis tipos de capsicina. Los más fuertes son la capsicina y la deshidrocapsicina (*véase* capítulo I, sección 3. "La química del pimiento"). La capsicina estimula los nervios que provocan las reacciones en el sistema nervioso parasimpático. Éste domina las funciones involuntarias que hace latir más despacio el corazón, constriñen la vejiga y los vasos pulmonares, y aumentan la salivación, así como la actividad estomacal e intestinal. Es por eso que en los últimos cincuenta años se ha utilizado como instrumento para experimentos médicos que investigan las conexiones entre los procesos nerviosos y los fisiológicos, como los de la digestión, la circulación, la respiración, la incontinencia, el sistema de inmunidad, la prevención del cáncer y el control del dolor crónico. Como cualquier otro alimento natural, las vitaminas, los minerales, y otros nutrientes, complementan su potencia. Pero cuando se toma sola, la capsicina es una neurotoxina que adormece los nervios que reaccionan a ella si se administra en una dosis demasiado alta. Si a un grupo de ratas recién nacidas se les inyecta repetidamente con una fuerte dosis de capsicina, unos días después estas ratas pierden para siempre la habilidad de reaccionar a la capsicina. Ni siquiera respondieron cuando se les echó una gota de capsicina pura en un ojo.

Esto sucede porque al ser estimulados, los nervios receptores de la capsicina emiten varios *neuropéptidos* (proteínas incompletas) dependiendo de la cantidad y potencia de capsicina. Estos neuropéptidos envían señales al cerebro, provocando reacciones físicas como el dolor. Cuando se han agotado todos los neuropéptidos, el nervio deja de transmitir mensajes. Cuando un nervio ha emitido todos los neuropéptidos, no puede transmitir mensajes; es así como la capsicina, al reducir los neuropéptidos de los nervios, ayuda a controlar el dolor. Cuando la dosis de capsicina es pequeña los neuropéptidos se reabastecen en unos minutos, pero una dosis grande requiere un período más largo de recuperación—unas cuantas horas, un día, hasta varias semanas o más. Para quitarles la sensibilidad a las ratas de forma tal que los nervios afectados dejen de reaccionar y de reabastecerse totalmente, hay que darles una dosis inmensa y repetida. Esta última condición sólo se puede lograr en un laboratorio.

La capsicina tomada oralmente como parte de la dieta no causa ningún daño porque se procesa en el hígado y por lo tanto no se acumula en otros tejidos. En los estudios se ha encontrado que la capsicina inyectada puede acumularse en grandes cantidades en el cerebro, la espina dorsal y los órganos abdominales, lo que no puede ocurrir cuando se come. De hecho, al ser humano le es imposible tomar capsicina en cantidades que pueda causar una pérdida total y permanente de la sensación. Conocemos un caso de un concursante en una competencia de comer habaneros que se quedó ciego temporalmente como resultado del consumo exagerado, aunque con el tiempo se recuperó.

Los neuropéptidos

La capsicina no sólo disminuye la sensibilidad en los nervios receptores que emiten los neuropéptidos, sino que también afecta la vasodilatación (lo que hace que los vasos sanguíneos se expandan) y ayuda en la circulación. Esta vasodilatación logra otros efectos que mantienen y protegen las membranas mucosas. Tres de los neuropéptidos más estudiados están vinculados a la capsicina: la sustancia P, (PCLG) el péptido de calcinonina ligado a los genes, y el neurokinin A (NKA) (neurokinina). Algunas funciones de estos neuropéptidos son parecidas y otras son complementarias, todo depende del lugar del organismo donde se viertan. En los pulmones comparten varias funciones. La principal de estas funciones es facilitar la circulación de la sangre, lo que aumenta los neutro filos, los corpúsculos blancos que atacan y destruyen las bacterias y limpian la sangre de desperdicios. Además, estos neuropéptidos aumentan la secreción de las glándulas mucosas que ayudan a cicatrizar heridas y estimulan el crecimiento del tejido conectivo (la musculatura suave como la del tejido que protege los pulmones, el estómago, los intestinos y la vejiga). Aunque hay estudios que demuestran que esta función facilita la cicatrización de lesiones pulmonares causadas por el ozono, también se ha demostrado que ayudan en la prevención de todo tipo de daño que ocurre durante la respiración.

La sustancia P, la CGRP y la NKA tienen funciones específicas. La sustancia P es un agente inflamatorio y también un vasodilatador muy fuerte del sistema respiratorio. Produce líquidos nasales (una reacción de limpieza) que también resulta útil para bajar la presión arterial. En los intestinos, ayuda en las contracciones y mejora la circulación de la sangre. En la piel, ayuda en la transmisión de los mensajes de dolor al cerebro, lo que aumenta la circulación al área afectada enrojeciendo la piel. En la vejiga, la sustancia P ayuda al efecto de constricción del músculo detrusor que controla y mantiene la continencia. Además, la sustancia P parece ayudar en la producción de células para el sistema de inmunidad, ya que atraen a los corpúsculos blancos.

En algunos casos, la CGRP actúa como antídoto para los efectos de la sustancia P y es el vasodilatador más importante en el tracto gastrointestinal y la arteria torácica. También parece refinar las contracciones y dilataciones de ciertos vasos sanguíneos. Se ha descubierto también que puede inhibir algunos de los efectos estimulantes de la capsicina. La CGRP interfiere con la reacción del "enrojecimiento" de la piel y la sensación de dolor en los ojos causada por la sustancia P.

La NKA se encuentra con frecuencia en el sistema respiratorio. Además de las propiedades protectoras mencionadas anteriormente, se ha encontrado que es más poderoso que la sustancia P para contraer los músculos suaves en los vasos respiratorios de varias especies de animales. Algunos estudios han encontrado que la NKA quizás sea responsable del control de los bronquios, protegiendo así a los pulmones, mientras que la sustancia P quizás sea más importante en el control de la permeabilidad de los vasos sanguíneos (abriéndole paso a los neutrófilos, los corpúsculos blancos principales). Cabe señalar que ambos ejercen un efecto importante en los factores que afectan la circulación sanguínea.

Un veneno beneficioso

El organismo rechaza el chile, al menos inicialmente. Cuando la capsicina, ya sea pura o en el chile, entra por la boca o la nariz, el organismo reacciona como si se tratase de un veneno y responde como si estuviera en peligro. Los sistemas digestivo y respiratorio, las rutas principales por donde las sustancias externas penetran en el cuerpo, reaccionan en conjunto con el corazón. Estas regiones del organismo están dotadas de una multitud de fibras nerviosas, llamadas *fibras aferentes no mielinadas*, que son específicamente susceptibles a la capsicina. Estos tejidos nerviosos controlan la trayectoria de la sangre al corazón, al igual que la fuerza y las contracciones de los vasos sanguíneos que llevan acabo la circulación por todo el cuerpo. También controlan las entradas del aire y las reacciones a las temperaturas y las sustancias en el aire, además de las reacciones a enfermedades respiratorias como el asma. Como estas fibras nerviosas carecen de una capa de mielina, o su cubierta es muy tenue, son más susceptibles y responden más rápido que las fibras nerviosas cubiertas con mielina. Como hay que identificar los agentes dañinos rápidamente, es lógico que los nervios responsables de proteger el cuerpo no tengan mielina.

Cuando el chile entra al cuerpo por la boca o la nariz, el organismo, al intentar expelerlo, emite rápidamente saliva y líquidos nasales. Además produce tos y estornudos al tratar de bloquear su entrada. Dependiendo de si el chile entró por la boca o la nariz pueden producirse otros síntomas como contracciones del esófago o la tráquea para cerrarle la entrada al organismo por completo.

Cuando el chile llega a órganos vitales, como el estómago o los pulmones, la reacción se hace más intensa aún. Las contracciones se intensifican y se producen cambios en la circulación para suplir de sangre al estómago y los pulmones inmediatamente, produciendo más mucosa que evita la absorción de la toxina. El doctor Eugene D. Jacobson, profesor en la Facultad de Medicina de la Universidad de Colorado ha hecho varios estudios sobre la circulación de la sangre en el estómago concluyendo que: "La capsicina causa un aumento inicial en la circulación de la sangre. Esto dura unos minutos y después baja a un nivel subnormal en el estómago".

En los pulmones, la presión sanguínea sube, lo que hace que la circulación en el resto del cuerpo baje. O sea, en general la presión baja a la misma vez que el ritmo del corazón y la respiración. Un estudio descubrió que la capsicina parece inhibir las reacciones de inhalar y exhalar de los músculos pulmonares, lo que resulta en una respiración más lenta. Esta reacción sirve para retrasar la distribución de la toxina por el cuerpo. En el caso de las mordidas de serpientes venenosas, la circulación se hace tan lenta que la víctima muere.

Pero la capsicina no es en realidad un veneno. En cantidades comestibles está clasificada como un leve irritante. El organismo reconoce la diferencia cuando sale del estómago y entra en la sangre. Este es el momento en el que un veneno verdadero comenzaría a causar malestar en la víctima, pero en el caso de la capsicina, mientras más contacto hace con los vasos sanguíneos éstos se dilatan y emiten los neuropéptidos. Según la sangre circula por el cuerpo viajando hacia la piel con más rapidez que antes de la presencia de la capsicina, la circulación del estómago y los pulmones se hace más lenta. Por eso es que el chile se usa como tratamiento para algunas enfermedades de la piel.

La capsicina que permanece en el sistema digestivo aumenta las contracciones en los intestinos, produciendo los efectos de un laxante, lo cual también indica el intento del organismo de expulsar sustancias extrañas. Esto no le quita sus beneficios nutritivos. Se ha demostrado que la capsicina no daña el tejido de los intestinos ni afecta negativamente la absorción de nutrientes. De hecho, se ha sugerido que los nervios activados por la capsicina son de gran importancia para el mantenimiento de los líquidos intestinales, el balance electrolítico, y la absorción de los nutrientes.

Cuando el organismo descubre que sólo está irritado por la capsicina y no por un veneno, comienza a recuperarse rápidamente. La capsicina estimula el sistema parasimpático y lo hace trabajar a un ritmo más acelerado. Esto aumenta las secreciones de líquidos en el sistema respiratorio y digestivo al punto de tornarse en protección. De la misma manera que el hábito de hacer ejercicios aumenta la fuerza muscular, el uso continuo del chile, especialmente en forma de pimienta de Cayena, mejora la integridad de la mucosa de los sistemas digestivo y respiratorio. Esto se obtiene mediante una mejor circulación y un aumento en actividad, haciéndola más resistente a sustancias nocivas.

El término *citoprotección adaptativa* se usó por primera vez en una investigación sobre como los irritantes suaves aceleran la circulación al estómago, causando un aumento en la secreción de la prostaglandina, uno de los componentes del jugo gástrico. Entre otras funciones, la prostaglandina protege las paredes del estómago, el intestino y el duodeno. Los efectos citoprotectores estudiados duraron cerca de una hora, probablemente porque este es el tiempo que le toma al estómago vaciar sus contenidos. Al repetirse la aplicación, esta reacción protectora puede mantenerse indefinidamente ya que las prostaglandinas tienen una vida corta, aunque se reabastecen constantemente. El estudio concluyó que "esta formación continua puede ser esencial para el mantenimiento de las células de la mucosa gástrica".

Los remedios a base del pimentón

Daniel B. Mowrey, director y presidente del American Phytotherapy Research Lab (Laboratorio Estadounidense para el Estudio de la Fitoterapia), situado en la ciudad de Salt Lake, estado de Utah (EE.UU.), dijo que la mayoría de los estadounidenses podrían mejorar la calidad de su sangre, así como su sistema digestivo, cardiovascular e inmunológico, incorporando pimienta de Cayena en su dieta. Pero advirtió que había que desarrollar poco a poco la tolerancia hacia ésta. "Si se toma demasiada puede hacer daño", dijo. "Puede crear lesiones (que se curan con el uso habitual) y malestares gastrointestinales si se come muy seguido y en grandes cantidades". Mowrey dice que los cilios del tracto digestivo (las células que parecen vellos microscópicos y que mueven los líquidos y alimentos nutritivos a través del sistema digestivo) se regeneran cada cierto número de días. Cuando las personas aumentan la dosis de pimentón, la tolerancia hacia el picante aumenta gradualmente en cada generación, mientras el estómago sigue vertiendo jugos protectores.

Mowrey recomienda comenzar con una cápsula de potencia moderada (40 mil unidades de picante) diaria por dos o tres semanas. Después se debe aumentar la dosis a tres cápsulas diarias, un ritmo que se puede mantener para siempre. Poco a poco se debe aumentar la potencia de las cápsulas a ochenta mil y después a 150 mil unidades de picante. Las unidades de calor o picante más altas provienen de los pimientos conocidos como "pájaro africano", un pimiento que retiene el calor en el organismo por mucho más tiempo que otros chiles. Éste se encuentra en bruto en tiendas de salud y o las que se especializan en hierbas medicinales y especias.

Mowrey también dijo que el hábito de consumir pimentón puede aliviar los problemas cardiovasculares, especialmente cuando éste se toma con ajo y jengibre. De hecho, si alguien tiene las arterias bloqueadas y comienza a tomar pimentón seis u ocho meses antes de una operación del corazón, es posible que después de un tiempo no necesite la cirugía. Dijo que "hay personas que han tenido una recuperación sorprendente".

Sin embargo, debemos recordar que estos tratamientos se usan más como *medidas de prevención* que como curas definitivas. Mowrey explicó que la estimulación continua de los mecanismos protectores del organismo que resulta del consumo habitual del pimentón no causa úlceras o enfermedades cardiovasculares y fortifica las membranas afectadas.

Mowrey también recomendó una dieta alta en proteínas y baja en grasas. "Sin proteínas no hay un transporte y absorción adecuada del pimentón". Esto es importante, ya que el pimentón por sí mismo es rico en vitaminas y minerales. Sus efectos estimulantes ayudan a transportar y absorber estos nutrientes más eficientemente y fortalecen el sistema de inmunológico.

El pimentón se usa en muchas mezclas como complemento de la función de otras hierbas medicinales. En su libro *The Scientific Validation of Herbal Medicine* (*La validación científica de la medicina botánica*) Mowrey incluye el pimentón en varias recetas de remedios caseros para tratamientos de enfermedades como la artritis, la hipertensión, la fatiga, la influenza, los malestares hepáticos, la náusea, los problemas de la próstata, los males respiratorios, las enfermedades de la piel, los problemas de tiroides y la pérdida de la vista. Como el pimentón tiene propiedades regulatorias, también se utiliza en remedios para purificar y detoxificar la sangre, para controlar los niveles de colesterol y para controlar la acumulación de líquidos en los tejidos y el estreñimiento. Además, Mowrey lo usa como un tónico para los nervios, las glándulas y la salud en general.

En nuestras investigaciones encontramos una gran cantidad de recetas para remedios caseros que usan los pimientos y las editamos para hacerlas más fácil de entender. Algunas han sido traducidas del francés y del portugués. Las medidas también han sido cambiadas a unidades más comunes para que puedan prepararse fácilmente en la cocina de su hogar. No hay que usar ningún equipo especial. Para preparar estas recetas sólo se necesita una balanza de cocina, un pilón y un mortero o molino de especias.

Los ingredientes en estos remedios se pueden encontrar en cualquier tienda de especias y hierbas, botánicas y tiendas de salud, o se pueden ordenar por correo. Como mencionamos anteriormente, el nombre comercial de "pimienta de Cayena" se le da al polvo hecho de diferentes variedades de pimientos picantes disecados. Por lo tanto, para preparar estos remedios aunque la receta especifique la pimienta de Cayena, cualquier chile picante molido sirve. Se pueden usar el habanero, el pequín, el del Asia y el de Nuevo México. No utilice el chile molido que se usa para preparar chile con carne, porque éste contiene otras especias como el comino.

Estos remedios se encuentran en varias presentaciones listos para usar:

- **Aceites y pomadas.** A menudo los pimientos se remojan en aceite vegetal y a veces se mezclan con otras especias. Este aceite es para uso externo. Un emplasto es un aceite al que se le ha añadido cera de abeja para darle una consistencia más gruesa o espesa.

- **Emplastos y parches.** Un emplasto es una masa hecha de especias o hierbas en polvo humedecidas en agua, una tintura, una infusión, un aceite, o una pomada, y que se pone en la piel y se envuelve en un paño. Se parece al parche excepto que las especias o hierbas se humedecen con agua, se ponen en un paño de lino o algodón y se pone en la piel, cubriéndose con plástico para mantener la humedad.
- **Infusiones.** Estas son infusiones aguadas o enjuagues bucales que contienen chiles y otros ingredientes.
- **Linimentos.** Estos son extractos fluidos que se ponen directamente en la piel para aliviar la tensión muscular, el dolor de coyunturas y las inflamaciones.
- **Polvos y cápsulas.** Esta es la forma más básica en la que se encuentra el pimentón. Para uso exterior, el chile en polvo se aplica directamente en la herida y se cubre con gasa para detener la hemorragia. **Advertencia:** *Algunas personas son tan sensibles a la capsicina que al poner directamente el polvo de chile, los aceites, los emplastes o los ungüentos sobre al piel pueden provocar dermatitis de contacto produciendo ampollas en la piel. Se aconseja que haga una prueba en un área pequeña antes de ponerse una gran cantidad.* También se puede aplicar con un algodoncito para aliviar el dolor de una carie dental infectada. Para uso interno se encuentra en cápsulas que casi siempre vienen mezcladas con otras hierbas medicinales y especias, y que se toman como parte de una dieta o para aliviar algún síntoma. Sin embargo, *tenga en cuenta que las personas que son susceptibles a los chiles deben comenzar con una dosis pequeña y aumentarla progresivamente hasta llegar a la dosis indicada.* Las personas que empiezan a tomar grandes cantidades de pimentón de repente, algunas veces padecen de malestar estomacal o intestinal.
- **Siropes.** Los chiles, las especias, hierbas y el azúcar se

mezclan para crear siropes que se usan para aliviar las aflicciones de la garganta. Los siropes que se espesan y se dejan secar se convierten en pastillas.

- **Tinturas.** Las tinturas están hechas de chiles y alcohol etílico. Se usan en su forma básica o como un ingrediente en otros remedios. Los extractos líquidos son tinturas concentradas.

En nuestra búsqueda encontramos algunos remedios de poco valor que no incluimos y que incluyen chile para "la curación" del tifus, el cólera, el tétano y la tuberculosis entre otros males. En su lugar escogimos remedios que alivian ciertas condiciones y síntomas, no enfermedades específicas. Las recetas que siguen son de tónicos, tinturas y cápsulas para el bienestar de la salud en general. En otras partes del libro incluimos recetas que se usan para aliviar síntomas específicos.

Los siguientes son remedios generales para la salud y condiciones crónicas como la fatiga.

Cápsulas de pimienta de Cayena

Úselas como cualquier otra cápsula de pimentón. Se dice que éstas sirven para bajar la fiebre y la presión, además de para mejorar la circulación. Tome de una a cuatro cápsulas diarias. Tome yogur durante el día.

¼ de taza de pimienta de Cayena en polvo
2 cucharadas de jengibre molido
2 cucharadas de hidrastis o golden seal en polvo

Muela el polvo en un mortero o molinillo hasta que se convierta en un polvo aún más fino. Póngalo en una cápsula de gelatina número 00.

Variación: Añádale una onza de chaparral a la mezcla y muélala hasta que se convierta en un polvo muy fino.

Tintura de pimienta de Cayena

Esta es una receta clásica para una tintura, y se mezcla con vodka. El vodka se diluye en agua, dado que el agua no se mezcla bien con la capsicina. Por lo tanto los que desean una tintura más concentrada pueden sustituir el agua por alcohol de grano o etílico. La pimienta de Cayena en polvo puede ser sustituida por chiles enteros. La tintura de alcohol puede durar años si se mantiene cerrada herméticamente. Para una tintura sin alcohol use vinagre blanco en lugar de vodka, pero la tintura no tendrá la misma potencia.

½ taza de chiles picantes disecados, como los habaneros, los pequines, o los picantes asiáticos, a los que debe quitar los tallos y las semillas.
4 tazas de vodka o alcohol de grano

En una batidora o procesador de alimentos, muela los chiles lo más pequeño posible. Ponga el polvo en un pote de cristal y añádale el vodka. Deje la mezcla en remojo por una semana, agitándola diariamente. Cuele la tintura pasándola por varias capas de estopilla. Ponga la mitad en una botella para usarla como un linimento y el resto en un frasco para gotas.

Cápsulas de ginseng picante para la fatiga

Este tratamiento es para mejorar la resistencia del organismo y la agilidad mental. Algunos dicen que alivia la depresión. Tome una dosis de tres cápsulas diarias.

1 cucharada de pimienta de Cayena en polvo
1 cucharada de ginseng en polvo
1 cucharadita de centella asiática
1 cucharadita de cenizas de algas
1 cucharadita de hojas de menta en polvo
1 cucharadita de jengibre en polvo

Ponga los ingredientes en un tazón y mezcle bien. Ponga la mezcla en cápsulas número 10.

Tintura antiespasmódica a base de ginebra

Este remedio es una variación de la receta incluida por Benjamín Colby en su libro A Guide to Health (Guía para la salud), *publicado en el año 1846. Según Colby, "Esta preparación es muy buena para aliviar los ataques de cualquier enfermedad, como los trismos del tétano, las convulsiones, mal de rabia, el cese de animación y para expulsar de venenos del organismo. Para el uso externo sirve para torceduras, moretones, dolores de reumatismo, etcétera". La dosis es una cucharadita en una taza de infusión de especias según la necesite.*

1 taza de semillas de lobelia en polvo
¼ de taza de pimienta de Cayena en polvo
¼ de taza de raíz de valeriana en polvo
8 tazas de ginebra

Mezcle los ingredientes en un jarro y agítelos bien. Déjelos remojar por una semana antes de pasarlos por un colador de lino. Ponga la mezcla en un jarro limpio.

Curas de la escuela tomasina con pimienta de Cayena

Samuel Thomson (1769–1843) fue uno de los primeros herboristas estadounidenses. No poseía una educación formal, pero le fascinaban las plantas y especias silvestres y dedicó su vida a acumular conocimientos sobre sus poderes curativos. Thomson empezó a identificarse como "médico" después de haberle dado por un tiempo tratamientos a su familia y vecinos, usando las hierbas medicinales con resultados positivos. También se identificaba a sí mismo como "médico herborista" y tenía la creencia de que la mayoría de los males eran causados por el frío, lo que indicaba que podían curarse con el calor.

Descubrió la pimienta de Cayena temprano en su carrera cuando buscaba una cura que ayudara a "calentar el cuerpo" y que mantuviera el calor hasta que "las llagas del cuerpo" desaparecieran. Usó el jengibre, la mostaza, el rábano picante, y la menta, pero ninguno de estos produjeron el efecto que quería. En el año 1805, en una cabaña en el estado de Nueva Hampshire (EE.UU.), encontró una ristra de pimientos rojos. "Yo sabía", escribió, "que eran muy picantes, pero no sabía que tipo de picante. Tomé tres pimientos y me los llevé a mi casa, los molí en polvo y tomé un poquito. Descubrí que me daban la respuesta que estaba buscando".

Poco después empezó a denunciar a los médicos como "charlatanes con educación" y "parásitos".

Desarrolló su práctica en las zonas rurales del estado de Massachussets, como curandero de hierbas medicinales. En el año 1813 sacó una patente de invenciones para poder vender fuera de la práctica tradicional una serie de remedios hechos con hierbas medicinales. Éstos son los precursores de las medicinas patentadas. Los médicos tradicionales de la época no tardaron en ridiculizar a los tomasinos como "médicos de humos y vómitos". Pero en el año 1839 Thomson ya había alcanzado una gran popularidad y tenía cerca de tres millones de seguidores, una sexta parte de la población del país en aquel entonces. Once años después, la medicina practicada por Thomson desapareció. Sin embargo, fue una gran influencia para la próxima etapa en el desarrollo del uso de las hierbas en la medicina—la medicina ecléctica—que surgió en el 1840 y duró hasta fines de siglo. La medicina ecléctica tomaba ideas de muchas escuelas en la periferia de la medicina tradicional. Con el tiempo, la medicina ecléctica se transformó en lo que hoy conocemos como medicina naturista, la cual se basa en el uso de elementos naturales como las plantas, el sol y el aire fresco para curar las enfermedades, remplazando drogas y medicamentos.

Los pimientos con patentes

En el 1909, y más tarde en el 1912 el Colegio Médico de la Gran Bretaña público dos volúmenes sobre "los remedios secretos"—las clásicas medicinas patentadas. El Colegio Médico analizó los componentes químicos de dichos remedios y encontró que muchos contenían grandes cantidades de pimienta de Cayena. Por ejemplo, las Home Doctor Backache and Kidney Pills (Píldoras caseras para los riñones y el dolor de espalda) prometían que "los riñones desempeñarían las funciones adecuadas". Éstas píldoras contenían un veinte por ciento de chile en polvo, además de aceite de enebro, nitrato de potasio, magnesia, azúcar, y jabón. Las píldoras Towle's Pennyroyal and Steel contenían una sorprendente cantidad de 43% de chile en polvo, mientras que el Levasco ("El gran remedio indio para la curación del reumatismo y la gota") era un tratamiento de tipo localizado. Garantizaba "curar el dolor de oído en dos minutos, el dolor de muelas en dos minutos, y la gota en unas pocas horas". Contenía tres granos de oleorresina de pimentón con alcanfor, aceite de lavanda, aceite de romero, y jabón.

El sirope Mother Siegel's Curative Syrup contenía una tintura de pimentón con ácido clorhídrico diluido, áloe y agua. Se le anunciaba como "una cura para las impurezas de la sangre" y también como "una cura para la dispepsia y los padecimientos del hígado". Los anuncios ignoraban la tintura de pimiento diciendo: "Deshagámonos del humo apagando el fuego y purifiquemos nuestra sangre con el sirope de la Madre Siegel, que eliminará las toxinas y nos hará fuertes y saludables".

El pimiento en la lengua

Hay una gran confusión sobre los efectos de la capsicina en la lengua y en el paladar, comenzando con la errónea percepción los hombres que pueden tolerar los pimientos más picantes son más varoniles y machos. En realidad estos hombres padecen de una deficiencia en el sentido del gusto. El cincuenta por ciento de la población tiene un gusto normal, o sea, tiene un número promedio de papilas gustativas por centímetro cúbico. El resto de la población se divide entre una mitad que son los "superprobadores", que tienen más papilas, y los que apenas son capaces de distinguir sabores, debido a que poseen pocas o ninguna papila. Los "superprobadores" son mucho más susceptibles a lo dulce, lo amargo y lo picante, mientras que los que tienen un paladar menos agudo, participan en competencias de comer jalapeños.

La capsicina afecta en mayor parte la punta (ápex), que la base (rádix) de la lengua. Esas pequeñas protuberancias en la punta de la lengua son las papilas gustativas, que también se encuentran distribuidas, aunque en menor proporción, por el resto de la boca. En la boca también se encuentran las células trigeminales que sirven como receptores de dolor en la boca, la nariz y el estómago.

Por regla general, los entusiastas de los chiles creen que éstos enriquecen el sabor de otros alimentos, mientras que quienes no gustan del picante en las comidas insisten en que los chiles enmascaran o reducen los sabores de las comidas. De hecho, se rumora que la capsicina en los chiles daña o destruye las papilas gustativas. La reconocida gastrónoma Julia Child opina esto último. Hay muchos estudios que exploran el efecto de la capsicina para dañar la sensación del gusto. Por ejemplo, a un grupo de personas se les da a probar la intensidad de alimentos salados o ácidos después que se les ha puesto en la boca soluciones de capsicina de varios niveles de intensidad. Es cierto que se produce un cese de la sensibilidad al sabor y al tacto en la lengua, pero estos efectos parecen ser temporales y no destruyen las papilas gustativas. Sin embargo, un estudio llevado a cabo por la Facultad de Medicina de la Universidad de Yale en el estado de Connecticut (EE.UU.), dice que aunque hay una pérdida temporal, parece que la habilidad de probar aumenta después de la recuperación. Notaron que "algunos de los participantes reportaron que parecía que habían desarrollado una susceptibilidad a sensaciones y a gustos que no tenían anteriormente".

El doctor Barry Green del centro de estudios médicos Monell Chemical Senses Center cree que estos resultados conflictivos pueden explicarse por medio de la sicología cognitiva. En estos experimentos, muchas personas reportaron que eran capaces de detectar muchos sabores después de comer chiles y otras no. En el mundo hay personas que aprenden absorbiendo las cosas en conjunto y otros las separan y analizan antes de integrarlas. Green ve esta dicotomía manifestarse en el mundo de la comida. Algunas personas prueban comidas picantes y exclaman "¡Esto es ridículo, no sabe a nada"!, mientras que otros usan sus facultades analíticas y piensan "¡Que bueno que puedo disfrutar de todos estos sabores tan fuertes!" Al fin y al cabo, por muy científicos que los experimentos sean, el gusto es algo subjetivo.

5

La pimienta de Cayena como curativo

Una noche regresó del trabajo "casi muriéndose del dolor" de las úlceras en el estómago. Su esposa no estaba en la casa. Era tanto el dolor que quería suicidarse y buscó algo venenoso y fuerte en el botiquín para lograrlo, pero descubrió que su esposa había tirado todas las medicinas. Todo lo que quedaba eran algunas especias, hierbas medicinales y un pote de pimienta de Cayena. Se puso tan furioso cuando las vio que pensó que una fuerte dosis de Cayena lo mataría, poniendo así fin a su dolor. Le echó una cucharada llena de pimentón a un vaso de agua, se lo bebió rápidamente y se fue a su habitación. Se tiró en la cama y se cubrió la cabeza con la almohada para que los vecinos no oyeran sus "gritos de moribundo". Se levantó cuando lo despertó su esposa. Él le dijo que durmió tranquilo toda la noche (en lugar de estar dando vueltas toda la noche como hacía cuando tomaba pastillas para la acidez). Continuó tomándose el pimentón tres veces al día, y en poco tiempo sus úlceras desaparecieron.

—Doctor John R. Christopher, *Capsicum*

La digestión y mucho más

"Si se comen con moderación, los chiles ayudan y suavizan la digestión del estómago", escribió José de Acosta, un jesuita e historiador quien, en el año 1590, probablemente fue el primero en documentar el uso de los chiles como tónico para la digestión.

En nuestra búsqueda por las curas folclóricas que utilizan el chile, encontramos que éstos son importantes para abrir el apetito y darle sabor a las comidas. Los hindúes de Trinidad y Tobago, al igual que los rusos, los jamaicanos y los bahameses, los usan precisamente con ese fin. Usada como hierba medicinal se dice que la pimienta de Cayena estimula la secreción de los jugos gástricos.

También se usa en Inglaterra como cura para el mareo, que provoca la indigestión. En el sureste del Asia se usa una bebida hecha de hojas de Cayena para aliviar el malestar estomacal, aunque en la mayor parte del mundo se usan los pimientos mismos con este propósito. Los chiltepines se tragan enteros en Trinidad y Tobago y en el estado de Sonora en México para combatir la indigestión, mientras que en Rusia los pimientos se remojan en vodka—¿qué otra cosa puede ser?—antes de tragárselo.

Las infusiones y las pastillas para los malestares estomacales contienen pimientos. En el Ecuador, para aliviar el dolor de estómago y el cólico, se usa una infusión de pimientos disecados. La medicina ayurvédica de la India emplea una pastilla hecha de chile en polvo, jengibre y ruibarbo para curar los casos extremos de indigestión. Los indígenas bribrí de Costa Rica beben una infusión hecha con las raíces de la planta de chile. Este tónico amargo es usado para aliviar el cólico y el malestar que surge cuando se come demasiado. Algunas fuentes dicen que la raíz de la planta del chile es tóxica y que los mayas de hoy en día que habitan en la península del Yucatán la usan como veneno.

Los chiles también se comen como vermífugo. En los pueblos mexicanos las flores y las hojas de los jalapeños se beben en forma de infusión para eliminar los gusanos del intestino. En las Antillas francesas se mezclan con leche varias hojas secas de pimiento y se cree que esta bebida ayuda a eliminar los parásitos cuando se ingiere antes de las comidas.

A los indios bolivianos que padecen de úlceras estomacales se les da una de las variedades más picantes de chile en el mundo. Los pacientes toman estos chiles por un período de entre catorce y dieciocho días. La dosis comienza con uno el primer día, y se va aumentando diariamente hasta que el paciente se cure. Es difícil imaginarse el consumo de dieciocho chiles en un solo día.

Como todo lo que entra en el cuerpo por un lado sale por el otro, sería imperdonable no mencionar una condición que padecen los entusiastas de los chiles rojos en Nuevo México, conocida como "jaloproctitis". Esta es la sensación de quemazón cuando termina el proceso digestivo. No en balde los indios guatemaltecos consideran los chiles como un agente purificador. Pero aun así, los chiles tienen fama de curar muchos padecimientos del intestino. Los habitantes de las riberas del río Apaporis en la selva amazónica comen pimientos crudos para contrarrestar la flatulencia, cura usada también en muchas regiones del África. En la India se toma como carminativo—componente para sacar los gases del estómago y los intestinos—en forma de pastillas hechas de partes iguales de chile en polvo, ruibarbo, áloe y jengibre.

Los habitantes del estado de Sonora en México no sólo

usan los chiltepines para curar la indigestión, sino para aliviar la diarrea. Paradójicamente, este último síntoma parece ser causado por los chiles, pero es posible que no sean los chiltepines los que la causan. A lo largo de la Costa de Oro (actualmente conocido como Ghana) en el África se hace una mezcla de pimientos con zumo de limón, y se usa como una enema para combatir el estreñimiento. En Senegal el pimiento es un remedio común para las hemorroides.

Los antiguos mayas trataban lo que hoy se conoce como disentería y que ellos llamaban "excremento amarillo", preparando una mezcla de nueve chiles con la semilla del mamey, una fruta amarilla cuyo nombre científico es *Mamea americana*, y la corteza de un árbol nativo del área conocido como *Spondeas lutea*. Estos ingredientes se muelen, se mezclan y se dejan remojar hasta el próximo día en orina. El enfermo bebe este menjunje acompañado de chocolate o vino, y poco después desaparece el excremento amarillo.

A pesar de todos los testimonios y de su uso en remedios folclóricos, algunas personas siguen creyendo que los pimientos queman las paredes del estómago. Pues bien, si las anécdotas no bastan para hacerlos recapacitar, quizás las pruebas científicas puedan lograrlo.

Los médicos de la Facultad Baylor de Medicina encontraron que los chiles aumentan las secreciones gástricas en el estómago sin producir efectos nocivos. En otro estudio encontraron que la capsicina de hecho facilita la eliminación de ácidos y estimula la producción de jugos protectores al incrementar la circulación sanguínea al estómago. Otro estudio descubrió que las lesiones en el estómago de las ratas causadas por la aspirina y la tensión podían disminuirse un cincuenta por ciento si los animales recibían un tratamiento previo con una dosis de capsicina.

Como el uso habitual del pimentón fortalece el tejido mucoso del sistema digestivo, es posible que ayude a prevenir las úlceras causadas por el *Helicobacter pylori*, una bacteria que se aloja en las paredes del estómago de algunas personas. Por razones desconocidas, esta bacteria viaja al duodeno o parte superior de los intestinos y desde ahí comienza a destruir el tejido protector, la causa principal de las úlceras. Obviamente, mientras más saludables estén las membranas mucosas, mejor podrán combatir ataques e infecciones.

Pero aun así hay que emplear cautela.

Robin Dipasquale, un médico que usa terapias naturales en la Natural Health Clinic (Clínica de salud natural) de la Universidad Bastyr en la ciudad de Seattle, estado de Washington (EE.UU.), dice que la dosis de pimentón tiene que ser regulada cuidadosamente durante el tratamiento de las úlceras porque puede causar dolor a los que no están acostumbrados al picante. La doctora Dipasquale advierte que *la pimienta de Cayena debe tomarse sólo cuando la úlcera ya está en su fase calmada o de recuperación, y no cuando el dolor es agudo o hay inflamación.*

Lee Klatt, de 61 años de edad, residente de Twin Rivers, Wisconsin, ha padecido de úlceras del duodeno durante los últimos veinte años. Klatt había probado todo tipo de remedios, como el incremento de productos lácteos para proteger su estómago, pero ninguno le ayudó. Cuando alguien le habló de la pimienta de Cayena decidió probarla. En menos de dos semanas se aliviaron sus síntomas. "Siempre me sentía como si tuviera un tapón en la garganta, como si me estuviera tratando de tragar un corcho", decía Klatt al describir la acumulación de gases en su estómago. "¡Ahora me puedo comer hasta el moho de los clavos"!

Además de la Cayena, Klatt dice que trata de llevar una dieta más saludable, reduciendo las carnes rojas en su dieta, bebiendo agua destilada, evitando los productos lácteos y comiendo más vegetales. Aún así, no se considera una persona que sigue una dieta estricta. "No acudo a los extremos ni me preocupo si hago trampa cuando como".

Estudios realizados en el Hospital Nacional Universitario de Singapur sostienen la teoría de que la capsicina tiene un efecto curativo para el estómago, dada su habilidad de aumentar la circulación de la sangre al estómago. "Los nervios susceptibles a la capsicina también forman parte de la recuperación de los tejidos mucosos después de alguna herida", escribió el doctor J. Y. Kang en su artículo de 1996 titulado "*Chilli, Capsaicin and the Stomach*". Las heridas a las que aludía son las úlceras gástricas, además de referirse a los daños causados por la aspirina y el uso del alcohol. Sus estudios encontraron que la curación lograda por la capsicina en estas lesiones se parecía a los efectos de la cimetidena, usada para curar las úlceras. Kang concluyó que "por lo tanto es posible que la capsicina pueda ser usada para tratar las úlceras digestivas. También es posible que al fomentar el uso común del pimiento en la dieta se pueda reducir la frecuencia de las úlceras gástricas en la población".

Los siguientes son remedios para la náusea y otros malestares digestivos.

Infusión de pimienta de Cayena para la indigestión

Este remedio se toma aproximadamente quince minutos después de comer. Beba ½ taza después de cada comida.

2 cucharaditas de pimienta de Cayena en polvo
2 cucharaditas de golden seal o hidrastis en polvo
2 cucharadas de soda de hornear
6 tazas de agua

Mezcle los ingredientes en una olla y póngalos a hervir. Cuando esté hirviendo saque la mezcla a un lado y déjela reposar por una hora. Agítela antes de usarla. Guárdela en una jarra y refrigérela.

Remedio para el mareo

Esta combinación de especias tiene fama de ser muy eficaz para la cura de este problema, no importa si viaja en automóvil, barco o avión. Tome dos cápsulas según sea necesario.

2 cucharaditas de jengibre molido
1 cucharada de pimienta de Cayena en polvo
1 cucharada de hojas de menta en polvo
1 cucharada de raíz de regaliz en polvo
1 cucharada de raíz de valeriana en polvo

Ponga todos los ingredientes en un tazón y mézclelos bien. Distribuya la mezcla en cápsulas número 00.

Enema de frambuesa picante para la flatulencia

Hasta para esta vergonzosa condición hay un remedio hecho de pimiento. Desafortunadamente para los amantes de las infusiones de especias, esta cura viene únicamente en forma de enema. Dé la enema cada cuatro horas hasta que la flatulencia desaparezca—y buena suerte.

½ taza de hojas de frambuesa
1 cucharadita de hojas de lobelia molidas
1 cucharadita de pimienta de Cayena en polvo
½ cucharadita de goma de mirra en polvo
½ cucharadita de raíz de valeriana molida
1 cucharadita de azúcar
4 tazas de agua

Ponga todos los ingredientes en una cacerola y hágalos hervir. Apague la hornilla y deje que la mezcla repose por una hora. Pásela por un colador antes de usarla.

Remedio de pimienta de Cayena para la indigestión

Esta fórmula tiene fama de aliviar los síntomas de la influenza del estómago, y también la mala digestión. Los indígenas de América suelen usar los chiles para aliviar los malestares estomacales. Tome una cápsula antes de comer o según sea necesario hasta que desaparezcan los síntomas.

3 cucharadas de golden seal o hidrastis en polvo
3 cucharadas de olmo americano en polvo
3 cucharadas de pimienta de Cayena en polvo
3 cucharadas de canela en polvo

Mezcle bien los ingredientes en un tazón. Ponga la mezcla en cápsulas número 00.

Infusión de vinagre para evitar el vómito

Este sencillo remedio procedente del siglo diecinueve se usa para combatir la náusea y el vómito. Use una cucharada según sea necesario.

1 cuarto de galón de vinagre de sidra
1 cucharada de pimienta de Cayena en polvo
1 cucharada de sal

Ponga todos los ingredientes en un jarro y agítelo vigorosamente.

La circulación sanguínea

Llegó a Parowan con los pies congelados hasta algo más arriba que los tobillos. Lo dejaron conmigo para que le amputara los pies; en esos tiempos creíamos que esa era la única forma de salvar su vida. Yo no sabía que hacer. No hallaba una solución en el truncamiento de sus pies. De repente tuve la inspiración de administrarle pimienta de Cayena por vía interna y ver si esto surtía algún efecto en sus pies congelados. Comencé dándole una dosis pequeña tres veces diarias. Su temperatura subió y la circulación de la sangre en los pies mejoró a tal nivel que le causó un dolor insoportable. Por tres o cuatro días se recostaba y elevaba sus pies descansándolos en la pared y después se sentaba en una silla . . .

Ese fue el único tratamiento médico que recibió. Para mi sorpresa, y para la de los que conocían del caso, en el decimosexto día después de haberle dado la primera dosis de Cayena caminó nueve millas . . . y dijo que podía repetir esa caminata.

—Tomado del diario de Priddy Meeks,
un médico del siglo XIX del territorio de Utah (EE.UU.)

Según el doctor John R. Christopher, las cápsulas de capsicina estabilizan la circulación, disminuyendo su ritmo cuando está muy alta y aumentándola cuando está muy baja, sin acelerar los latidos del corazón. Es por eso que una cucharada de pimienta de Cayena en polvo diluida en un vaso de agua ayuda a detener las hemorragias nasales, estabiliza las hemorragias internas en los pulmones o el útero, y hasta puede detener un ataque al corazón en su comienzo. En la región del Amazonas que colinda con el Perú, los pimientos se emplean para aliviar los efectos de la embolia. En realidad lo que sucede es que la capsicina redistribuye la sangre haciendo uso de la reacción natural del organismo hacia los venenos. Esta mejoría y redistribución de la sangre estimula el sistema sin causar los efectos negativos que acompañan al uso de drogas sintéticas. Las drogas están diseñadas para afectar partes específicas del organismo, por lo tanto con frecuencia afectan negativamente otros procesos biológicos. Al tomarse con la comida, ya sea como pimentón en polvo o pimientos frescos, la capsicina puede ayudar a nutrir además de dar fuerza y vigor.

Grace Brefczynski, de 57 años de edad, residente de Manitowoc, Wisconsin, padece de esclerosis múltiple desde 1975. Los síntomas más debilitantes son la falta de energía y el dolor en los pies. "No puedo caminar mucho, me canso fácilmente—casi siempre estaba agotada y por las noches me daban calambres en las piernas". En 1995 comenzó a tomar pimienta de Cayena, una cápsula por la mañana y otra por la noche, después aumentó la dosis a dos por la mañana y dos por la noche.

Dos semanas después, notó que podía caminar más tiempo, no sentía calambres, y tenía mucha más energía. "En general me sentía mucho mejor", dijo. Estaba segura que hacer más ejercicios ayudó en su mejoría, aunque cree que el pimentón le dio gran vigor al mejorar su circulación, haciéndola más activa. "Nunca seré la misma de antes", dijo, "pero sentirme con más energía es una gran ayuda".

La capsicina mejora la circulación de la sangre, facilitando el paso de la sangre por las venas al reducir los factores que pueden provocar coágulos. Unos científicos en Tailandia descubrieron que los pimientos aumentan la actividad fibrinolíctica, la cual reduce los coágulos en la sangre, si se toman como parte de la comida o si se sostienen en la boca por un rato. Esta conclusión se debe al descubrimiento de que los tailandeses, quienes comen pimientos más de una vez al día, registran una baja incidencia de la tromboembolia. Esta última resulta cuando un coágulo se forma en un vaso sanguíneo, trasladándose después a otras partes del sistema circulatorio. El mayor peligro es el bloqueo de las arterias pulmonares porque este bloqueo puede causar problemas respiratorios y hasta la muerte. Si el coágulo bloquea la aorta u otra arteria mayor hay que extirparlo quirúrgicamente.

El estudio mostró que el aumento en actividad fibrinolíctica puede lograrse en el paciente treinta minutos después de recibir el primer estímulo de pimientos y que los mejores efectos en la anticoagulación ocurren con una repetida activación de ese estímulo. Esto se puede lograr comiendo pimientos diariamente. Se teorizó que la reacción fibrinolíctica es temporal, porque el estímulo continuo se ha asociado con complicaciones relacionadas con hemorragias. "Se necesitan más estudios", concluyeron. "En el futuro los fabricantes de drogas quizás harán avances en la producción de drogas ideales para prevenir y tratar esta condición".

Los siguientes remedios son para mejorar la circulación y dar vigor al corazón.

Infusión de pimienta de Cayena para el corazón

Se ha dicho que esta infusión tonifica el corazón y protege contra los ataques cardíacos. Bébala cuatro veces diarias durante una semana.

1 cucharada de pimienta de Cayena en polvo
1 cucharada de caléndula en polvo
2 cucharadas de artemisa en polvo
1 cucharada de golden seal o hidrastis en polvo
4 cucharadas de granos de espino blanco

Mezcle las especias en un tazón. Añada una cucharada de la mezcla a una taza de agua hirviendo. Deje reposar la mezcla por diez minutos y luego endúlcela con miel a gusto.

Tratamiento de pimiento de Cayena y polvo de algas para la circulación

Se cree que este remedio estimula la circulación. También se cree que sirve para curar la hipotermia, la congelación de la piel y la cardialgia. Tome tres cápsulas diariamente.

1 cucharada de pimienta de Cayena en polvo
1 cucharadita de cenizas de algas o sosa en polvo
1 cucharadita de raíz de genciana en polvo
1 cucharadita de jengibre molido
1 cucharadita de verbena azul en polvo

Combine los ingredientes en un tazón y mézclelos bien. Distribuya la mezcla en cápsulas número 00.

Tintura de pimienta de Cayena con güisqui

Este es un tratamiento para el congelamiento que se pone en el área afectada varias veces al día.

2 cucharaditas de pimienta de Cayena en polvo
1 cucharada de jengibre molido
2 pintas de güisqui escocés (preferiblemente de la marca Dewars)

Combine el pimentón, el jengibre y dos tazas de güisqui en una jarra y agítese bien. Déjelo en remojo por una hora. Mientras espera siéntese a beber el güisqui que queda, preferiblemente con un amigo o amiga. No maneje un auto después de suministrarse este remedio.

La circulación externa

Suzanne Brull, de Twin Rivers, Wisconsin, casi tuvo que abandonar su deporte favorito—el esquí—a causa del dolor de pies y manos causado por el frío. Padece del mal de Raymoud, una enfermedad que afecta los vasos sanguíneos. Cuando éstos se exponen al frío se contraen repentinamente, cortando la circulación de los dedos de las manos y los pies. Brull dice que "cuando salía a una temperatura de 55 grados Fahrenheit veía los dedos cambiarme de blanco a negro". A veces esta enfermedad se trata con medicina o cirugía, pero ella decidió probar la pimienta de Cayena. Notó un gran cambio en dos o tres días—los pies ya no le dolían y podía tolerar mejor el frío. Para mantener estos beneficios tiene que tomar el pimentón fielmente. "Si se me olvida tomarlo por tres o cuatro días seguidos noto el cambio inmediatamente", dijo. Hoy en día Brull disfruta de su deporte favorito sin dolor ni temor.

La ingestión del pimentón estimula el flujo sanguíneo desde los órganos internos hacia la piel. Esto ocurre a través de todo el cuerpo. Cuando se aplica de manera externa, mejora la circulación en áreas específicas, y hay quienes la consideran un *rubefaciente*—un tratamiento que lleva la sangre a la superficie de la piel. Algunos expertos no consideran el chile como un verdadero rubefaciente, porque la piel no enrojece suficientemente después del tratamiento. No obstante, los chiles juegan un papel importante en las curas para la piel que usan especias y es la razón por la que el pimentón—usado de ambas maneras—ha sido útil en el tratamiento de la congelación y otros problemas circulatorios. Se usa en cápsulas y emplastos para aliviar los moretones y las venas varicosas, se ha usado a menudo para reestablecer la circulación en coyunturas congeladas, y afectadas por la diabetes, y les da calor a pies y manos friolentas al mejorar la circulación. Sabemos que el pimiento se usa como tratamiento para la congelación en la China, y los cherokees de los Estados Unidos usan unos potentes emplastes de chile en polvo para la gangrena. Recientemente hemos visto unas botitas que se utilizan para el tratamiento de acupresión llenas de pimienta de Jamaica, canela, semillas de mostaza, pimienta de Cayena y raíz de badana. Se pueden usar a la temperatura ambiente, enfriar en el refrigerador o congelador y calentar en el horno de microonda, y se dice que alivian el dolor, mejoran la circulación, bajan las inflamaciones y alivian las irritaciones de la piel.

La pimienta de Cayena en polvo rociada por sí misma en la piel no calienta los pies, dado que necesita algo que la ayude a penetrar en el cuerpo. Como la capsicina es extremadamente soluble en aceites y grasas, éstos proveen vehículos ideales para los linimentos y cremas, como las preparaciones que encontramos hoy en día para la artritis y otros dolores. La capsicina es también levemente soluble en agua, así que el sudor es una forma menos efectiva de absorción. Al penetrar la piel, la capsicina atrae el flujo de sangre hacia el área. Este efecto es agudizado cuando se cataliza la zona afectada por medio de la fricción, o una fuente externa de calor, como el agua tibia o la luz solar. La piel afectada se calienta perceptiblemente.

Los siguientes remedios para uso externo estimulan el beneficioso flujo de sangre a las heridas.

Aceite de pimienta de Cayena

Esta cura es una alternativa al mentol y otros aceites que utilizan el calor como un método para reducir la hinchazón y evitar la formación de hematomas. Para preparar un ungüento, añada ½ onza de cera de abeja.

½ cucharadita de pimienta de Cayena en polvo
1 taza de aceite vegetal tibio

Mezcle el pimentón y el aceite. Póngaselo un día después del accidente (el primer día aplique hielo sobre la herida). Frote el lugar del golpe cuidadosamente con este aceite varias veces al día, hasta que el hematoma desaparezca. *Advertencia:* evite aplicar este remedio directamente sobre las heridas abiertas.

Emplasto chino para las torceduras

Este tratamiento es para las distensiones de coyunturas, las torceduras, y los moretones, lesiones que generalmente ocurren en la práctica de deportes o en el trabajo. Casi siempre se necesitan de cuatro a nueve aplicaciones. Póngaselas una vez al día usando los dedos o con un pañito esterilizado. Si usa sus manos láveselas bien cuando termine.

1 taza de petrolato, como la Vaselina
¼ taza de chile picante en polvo, como la pimienta de Cayena o el pequín

En una cacerola pequeña derrita el petrolato a fuego bajo. Añádale el chile en polvo y revuelva bien. Deje que se enfríe hasta que la jalea se cuaje.

La fiebre

Muchas culturas usan los pimientos en varias formas para curar el resfriado y la fiebre. En Rusia se usa para provocar el sudor. En Liberia, los miembros de la tribu mano cortan en pedazos la raíz del suo longo (*Ethulia conysoides*), le añaden tres piminetos y cuecen la mezcla en agua. Este cocimiento se deja enfriar y se deja en remojo hasta el otro día. Por la mañana se le añade una cucharadita de sal antes de beberse. Esta mezcla también se usa como purgante y diurético.

En el Paraguay el pimiento se usa para tratar la fiebre común, y en Costa Rica para la malaria. La leyenda dice que los indígenas de la región Tapanti de Costa Rica supuestamente curaron a los conquistadores españoles de sus fiebres, y así fue como éstos se enteraron de los poderes curativos de los pimientos.

En Jamaica y otras partes del Caribe, se cree que el *mandram*, una mezcla de pepinos, cebollas, zumo de limón y pimientos en polvo, evita los ataques de malaria. Debemos también mencionar los remedios de chile que se usan de manera externa para aliviar los mismos males. En México, lavarse la cabeza con una infusión de hojas de chile creen que baja la fiebre, mientras que los indios cherokees de la América del Norte se ponen emplastos de chile en polvo en los pies con el mismo fin.

Hay enfermedades más serias que la medicina folclórica cura usando remedios hechos con chiles. En el Perú, un tratamiento para la influenza es el comer una gran cantidad de pimientos con *chicha* (cerveza de maíz) como un sudorífico para "cortar" la fiebre. En la India, uno de los primeros tratamientos para el tifus y la hidropesía era el pimiento en polvo mezclado con "corteza peruana", como se cree que llamaban a quinina. También en la India se trataba el cólera cocinando pimientos con opio y asa fétida (una resina en goma). Para tratar las fiebres de la malaria empleaban unas tinturas de pimiento, aunque no se ha podido encontrar una relación con el uso de la quinina en estos remedios. Los pimientos se usan como tratamientos para otras enfermedades, por ejemplo, la tribu luo del África pone la hoja del pimiento directamente en el bubon (llaga) de la plaga. En la península malaya, el cólera, la malaria y la fiebre escarlata se tratan simplemente comiendo chiles.

Los pimientos provocan "sudor gustatorio" (sudor más relacionado con el acto de comer que con la temperatura exterior) que a su vez hace que la temperatura del cuerpo baje. Hay estudios que demuestran que este tipo de sudor solamente se produce al comer chiles y se concentra en la cara y el cuero cabelludo. Otros estudios han demostrado que posiblemente haya una relación entre los sensores de la piel que controlan la temperatura y los sensores del dolor, que no contienen mielina y son sensibles a la capsicina. Por lo tanto, el sudor ocurre como una reacción al dolor (el picante de los chiles) y como un intento de bajar la temperatura del cuerpo, lo que es logrado parcialmente por la vasodilatación, la reacción más directa causada por el chile.

En los siguientes remedios, los chiles son utilizados para despertar el sistema del organismo que controla la temperatura y así bajar la fiebre.

Cápsulas de pimienta de Cayena para bajar la fiebre

Este remedio también se usa para tratar el dolor de cabeza y los males del hígado. Tome dos cápsulas antes de acostarse o según sea necesario.

2 cucharaditas de semillas de lobelia en polvo
2 cucharaditas de pimienta de Cayena en polvo
2 cucharaditas de raíz de valeriana en polvo
2 cucharaditas de corteza de olmo americano en polvo
4 cucharaditas de hojas de diente de león en polvo

Combine todos los ingredientes en un tazón y mézclelos bien. Ponga la mezcla en cápsulas número 00.

Infusión caribeña para la fiebre

Según el libro The Model Botanic Guide to Health *"El doctor Watkins, quien visitó las Antillas, dijo que la gente de esas islas . . . beben esta infusión cuando están enfermas y tienen fiebre".*

4 tazas de agua
2 chiles habaneros frescos, picados

1 taza de zumo de naranja
¼ de taza de zumo de limón

Mezcle todos los ingredientes en una olla y hágalos hervir. Sáquelos de la hornilla y deje reposar por una hora. Cuélelo y bébalo en dosis de ¼ de taza cada dos horas.

Infusión asiática para la fiebre

En el sureste asiático se dice que la combinación de jengibre y chiles picantes provocan el sudor necesario para bajar la fiebre. Tome ¼ de taza cuatro veces al día hasta que baje la fiebre.

2 pedazos de jengibre fresco de 3 pulgadas, descascarados y rallados
2 chiles tailandeses frescos, sin tallos ni semillas y desmenuzados
(puede sustituir los chiles tailandeses por los habaneros)
2 tazas de agua
el zumo de 1 limón
2 cucharaditas de miel

Mezcle todos los ingredientes en una cacerola. Caliente la mezcla revolviendo con frecuencia hasta que hierva. Apague el fuego y déjela remojar media hora. Cuele y bébase la infusión.

El catarro o resfriado

El geólogo, el doctor J. Michael Queen ha estado usando la pimienta de Cayena para tratar un sinnúmero de males desde que tenía cuatro años de edad. Padecía de asma desde pequeño y su condición era tan seria que sus padres sólo tenían dos alternativas; o se mudaban a un

El castigo picante

En algunas culturas, los chiles se han usado para modificar la conducta y como castigo. A veces su uso es benigno, como en México y América Latina, donde el chile en polvo se le pone a los niños en el pulgar para que no se chupen el dedo. Pero en el *Códex mendocino*, uno de los pocos textos de los aztecas que han sobrevivido, hay una detallada ilustración que muestra un niño sujetado a la fuerza por un adulto sobre una fogata de chiles humeantes. La experta en chiles Jean Andrews ha señalado que "los indios popolocán de Oaxaca aún castigan a los niños desobedientes de esta manera". En los Andes, los indios kallawaya imparten disciplina a los jovencitos vagos y delincuentes con chiles y semillas ardientes. "Esto los hace estornudar, y que olviden sus maldades y se conviertan en niños dóciles y obedientes", dice un herborista. ¡Los mayas le ponían polvo de chile a los ojos de las muchachas que se atrevían a mirar con insistencia a los hombres y a los muchachos, y también ponían zumo de chile dentro de las partes privadas de las mujeres incastas! Los caribes frotaban zumo de chile en las heridas de los jóvenes como parte del ritual que los convertía en guerreros. Y aún peor, dicen las leyendas que los caribes adobaban en chile la carne de los indios taínos que capturaban antes de asarla y comérsela.

sitio con menos polen en el aire o lo ingresaban en el hospital. Optaron por una cabaña en las montañas el este de Sonora, California.

Según el doctor Queen, la familia descubrió la Cayena accidentalmente. Como no había un médico cerca, depositaron su confianza en una herborista indígena que vivía frente a su casa. "Ella preparaba remedios y la gente se curaba", dice Queen. La curandera usaba el pimentón para aliviar males respiratorios, además de otros problemas como el herpes labial, las irritaciones de la piel y los trastornos digestivos.

A causa de esta temprana experiencia con la pimienta de Cayena, el doctor Queen dice que siempre escoge los tratamientos de especias o hierbas medicinales cuando estos son apropiados. Se bebe sus remedios de pimentón para tratar los estreptococos de la garganta y en pocas horas desaparecen las manchitas blancas. También ha tenido mucha suerte en deshacerse de molestos resfriados con su remedio tónico de pimentón (véase la receta al fin de esta sección). " Creo en los poderes medicinales del chile", dijo Queen. Pero sugiere que se debe comenzar con pequeñas cantidades de pimentón si no está acostumbrado a los chiles: un octavo de cucharadita es un buen comienzo. Por otro lado, use cuanto quiera si está acostumbrado a comer muchos pimientos.

Aunque no es fácil deshacerse de un resfriado, un poquito de capsicina nunca viene mal. Los chiles se han usado durante muchos siglos en remedios para aliviar el catarro común y corriente. Encontramos que uno de los remedios folclóricos para el resfriado se concentra en el interior y el exterior de la garganta. Encontramos algunos tratamientos externos, por ejemplo, en Cuba se frotan vainas ablandadas para curar el dolor de garganta y la laringitis; en el Brasil se hace lo mismo, pero con pimientos molidos. En el Perú usan un emplasto de vainas molidas que ponen en la garganta para curar la amigdalitis.

Para el dolor de garganta hay un gran número de curas que utilizan pimientos. En Trinidad se usan unas gárgaras de una infusión hecha con las hojas, mientras que en la Argentina, Jamaica y Honduras se bebe una infusión hecha con las vainas. Los tarahumara del norte de México también usan la infusión de chile como remedio. En la India se recomienda una infusión de pimientos para lo que describen como "dolor de garganta podrida". Los mayas curaban el dolor de garganta tragándose una mezcla de miel, pimientos molidos y hojas de tabaco. En Bolivia se cura la inflamación de las amígdalas y de la garganta bebiendo el jugo extremadamente picante de los pimientos *locotos* o *rocotos*. Se dice que ésta es una cura muy dolorosa, pero que siempre da buenos resultados. Más adelante veremos que hay muchas curas que combinan el pimentón con otras especias. El éxito del chile como cura para el dolor de garganta probablemente tiene que ver con la reducción de la sustancia P, cuyo proceso químico ya se examinó en la primera parte del libro.

El poner los chiles en la garganta también se usa para curar otros males. En la zona septentrional de México se hierve un chile disecado hasta que se ablanda, y se aplica como emplasto para tratar la hinchazón de las glándulas de la garganta. En algunas partes del África se utiliza una mezcla de ajo con agua de pimientos para curar la laringitis. En la India toman unas pastillas hechas de pimiento en polvo, azúcar y una especia local llamada *tragacanto* para la ronquera.

Se pueden tratar los oídos con remedios de chile también. En Jamaica, para el dolor de oído se ponen unos pimientos molidos dentro del oído. Los antiguos mayas mezclaban la flor de la planta del pepino, la flor de la planta de chile y la flor de la planta conocida como algodón atabacado. Molían estas flores, y ponían la mezcla en un algodoncito que insertaban en el oído afectado. También usaban una mezcla de resina de la especia 'coyoxochtil' con chile en polvo para las infecciones y el dolor de oído. Se ponían la mezcla tres veces al día para sacar el pus y la mucosidad. Mucho después, durante la colonización de México la cura se convirtió en una mezcla de vino y chile en polvo que se usaba como gotas para los oídos. En las Filipinas se mezclan los pimientos con la especia chinchona o quina para aliviar la timpanitis, o inflamación del tímpano.

El remedio azteca para la tos era comer muchos chiles para eliminar la mucosidad. Hoy en día podemos encontrar una cura parecida en Veracruz de México, donde los chiles se usan para aliviar la congestión. En Jamaica el tratamiento para la tos ferina consiste en limpiar la garganta con pimientos tipos *bird* o Scotch bonnet molidos en sal y las raíces del árbol de mimosa. Los tarahumara del norte de México usan una infusión de chiltepines para combatir la bronquitis. En Venezuela, para aliviar la tos, se usa una infusión de chiles molidos.

En un artículo en la revista médica *Health,* el doctor Irwin Ziment, especialista de los pulmones de la Universidad de California en Los Ángeles, describe el parecido entre los remedios de especias a las medicinas contemporáneas. Según el doctor Ziment, "éstas desatan una reacción inmediata que estimula la secreción de los fluidos en la boca, la garganta y los pulmones. Esta reacción comienza en la boca, la garganta, y el estómago, donde los receptores e impulsores nerviosos reciben y envían mensajes al cerebro, que a su vez hace que las glándulas a lo largo del tracto digestivo respondan. Estas secreciones de substancias químicas, como la cistina, ayudan a disolver la mucosidad respiratoria haciéndola más fácil de eliminar por medio de la tos.

¿Y que hay de la tos cortante y seca? "Es mejor tomar salsa picante que pastillas mentoladas", aconseja el doctor Ziment. "Estas pastillas no solamente le secan la garganta sino que paralizan los cilios—los vellos que crecen a lo largo del tracto respiratorio". Hemos descubierto que hay pastillas cubiertas de capsicina y muchos médicos recetan un líquido para rociar la garganta con base de capsicina para aliviar el dolor y como antiséptico. Y como beneficio adicional, la Cayena no tiene los efectos secundarios que acompañan los medicamentos sintéticos. "Estoy convencido de que un 90% de la población puede tolerar y sacarle beneficio a las comidas picantes", dijo Ziment.

Los siguientes remedios alivian los síntomas de los molestos resfriados.

Remedio y tónico de pimiento para el catarro

El doctor J. Michael Queen confía en los poderes de este remedio como astringente, reductor de la mucosidad, y como estimulante en general. Úselo con frecuencia como tónico para el bienestar de la salud en general o para aliviar los síntomas del resfriado. Aumente la cantidad de pimentón según aumente su tolerancia—use bastante como para sentir el picor o calorcito pero no para que le duela.

1 trozo de jengibre fresco de una pulgada de largo
1¼ tazas de agua muy caliente (pero no hirviendo)
1 cucharada rasa de flor de lavanda seca
limonada concentrada congelada, a gusto
¼ de cucharadita de pimienta de Cayena

Muela el jengibre en un exprimidor de ajo. Ponga el jugo y la pulpa en un tazón de cristal. Añada el agua y la lavanda. Deje la mezcla remojar 3 ó 5 minutos. Pásela por un colador y póngala en una taza, añádale la limonada concentrada y el pimentón. Bébasela toda.

Infusión caliente de pimienta de Cayena

Andy Housholder, el propietario de la empresa Hi-Co Western Products en el estado de Arizona, recomienda esta infusión para los resfriados persistentes. Es interesante que las infusiones de pimentón como ésta se recetaban en antiguos herbarios como una cura para la rabia. Para contener la diarrea, añádale 1 cucharadita de canela a esta infusión.

1 cuarto de galón de agua
1 cucharadita de pimienta de Cayena en polvo
2 cubitos de caldo de pollo o de carne

Ponga el agua a hervir en una cacerola mediana. Añada los cubitos de caldo y mezcle hasta que éstos estén bien diluidos. Deje el líquido enfriar hasta que pueda tomarlo. Beba cuanto pueda y siga bebiéndolo hasta que se termine el caldo o los síntomas desaparezcan.

Remedio de pimienta de Cayena y limón para el resfriado

Esta infusión tiene fama de ser muy buena para el resfriado. Tome dos cucharadas cada dos horas. Otro remedio parecido combina una cucharadita de pimentón con ¼ de taza de cebolla que se pone en una pinta de agua y se hierve por diez minutos.

2 cucharaditas de Cayena en polvo
zumo de 3 limones

2 dientes de ajo molidos
½ cucharada de vitamina C en polvo

Mezcle todos los ingredientes en una jarra y agítelos bien. Ponga la mezcla en el refrigerador cuando no esté en uso.

Vinagre de chile para la influenza

Este remedio procede del Caribe. También se usa para curar el dolor de garganta. Mezcle este vinagre con miel y agua de cebada para usarlo como enjuague bucal y para gárgaras. Curiosamente, este remedio también puede ponerse en un paño y usarse como un emplasto para la gota.

2 cucharaditas de pimientos bird o chiltepines
2 cucharaditas de sal
1 taza de agua hirviendo
1 taza de vinagre de sidra

En un mortero, mezcle y muela los pimientos y la sal. Eche la mezcla en el agua hirviendo. Deje remojar por diez minutos. Pásela por un colador, deje que se enfríe y añádale el vinagre. Bébalo como si fuera un té.

Ungüento de alcanfor y pimentón para el pecho

Este remedio se fricciona en el pecho para aliviar los síntomas del resfriado y la influenza.

1 onza de alcanfor
1 taza de aceite de oliva
2 cucharaditas de pimienta de Cayena en polvo

Mezcle todos los ingredientes en una cacerola y caliente a fuego bajo, revolviendo a menudo, hasta que se diluya todo el alcanfor. Deje que el ungüento se enfríe antes de usarlo.

Emplasto penetrante para la congestión

Este remedio supuestamente alivia la congestión de pecho y hace sudar al paciente.

2 cucharaditas de pimienta de Cayena en polvo
4 cucharadas de canela en polvo
6 cucharadas de jengibre en polvo
aceite de oliva

En un tazón eche el pimentón, la canela y el jengibre. Mézclelos bien. Añada aceite de oliva hasta que se haga una pasta. Ponga la pasta sobre un paño de franela caliente. Ponga aceite de oliva por todo el pecho y coloque el emplasto sobre el pecho.

Sirope para el dolor de garganta

Este remedio se puede usar como un jarabe para la tos. Tome una cucharada cinco veces diarias.

2 onzas de raíz de inula griega
1 cuarto de galón de agua hirviendo
1 taza de miel
1 cucharadita de pimienta de Cayena

Ponga la inula griega en una cacerola y añádale el agua. Cocine a fuego lento por una hora. Cuele y añádale la miel y el pimentón.

Brebajes gemelos para el dolor de garganta

Alterne estas bebidas para aliviar el dolor y molestias en la garganta.

I.

1 taza de agua caliente
2 cucharadas de zumo de limón
¼ de cucharadita de pimentón
1 clavo entero

Mezcle los ingredientes y déjelos remojar por dos horas.

II.

1 taza de agua caliente
2 cucharadas de vinagre de sidra
¼ de cucharadita de pimentón en polvo
1 clavo entero

Combine todos los ingredientes y déjelos remojar por dos horas.

Gárgaras de pimentón y piña

Muchas de las gárgaras hechas de especias usan el zumo de piña como ingrediente básico porque los que la usan creen que la acidez del jugo ayuda a limpiar la garganta de mucosidad y bacterias.

1 taza de zumo de piña
¼ de cucharadita de pimienta de Cayena en polvo
2 gotas de aceite de menta

Combine todos los ingredientes y haga gárgaras.

Gárgaras de chile

Use cualquiera de los tres siguientes remedios para aliviar el dolor de garganta. Mezcle bien y haga gárgaras mientras tenga dolor de garganta. Si persiste el malestar, consulte con su médico.

½ cucharadita de pimienta de Cayena en polvo
1 pinta de agua hirviendo
1 cucharada de tintura de pimentón
1 taza de agua de rosas
½ cucharadita de pimienta de Cayena en polvo
1 taza de agua caliente
2 gotas de aceite de clavo de olor

Combine los ingredientes y haga gárgaras.

Gárgaras de chiles antillanas

Este remedio proviene de las Antillas Francesas y se usa específicamente para el dolor de garganta. Quizás la enzima papayina de la papaya reacciona con el chile en polvo y ayuda en la cura además de aliviar el dolor. Haga gárgaras con esta mezcla tres veces al día.

1 cucharadita de chile picante en polvo, como la Cayena
1 cuarto de galón de agua
1 taza de papaya madura majada

Mezcle los ingredientes en una cacerola y caliente hasta hervir. Apague, ponga el líquido a un lado y déjelo reposar por dos horas. Páselo por un colador.

Infusión de pimiento para la tos

Esta infusión se usa para cualquier tipo de tos. Tome una taza cada tres horas. También sirve para aliviar el asma y la ronquera.

2 cucharaditas de pimienta de Cayena
4 cucharaditas de semilla de lobelia en polvo
8 cucharaditas de olmo americano en polvo
4 cucharaditas de hierba fétida en polvo
4 cucharaditas de lirio de bosque o trilio en polvo
4 cucharaditas de raíz de valeriana en polvo
4 cucharaditas de prickly ash en polvo
2 cuartos de galones de agua
1/4 de taza de azúcar

Mezcle los ingredientes en una cacerola con agua y caliéntelos hasta hervir. Deje hervir el líquido por 3 minutos, apáguelo, sáquelos de la hornilla y déjelo remojar una hora.

Sirope de especias picantes para la tos

Este remedio es para la tos persistente. Tome una cucharadita cada hora mientras tenga la tos.

1/2 cucharadita de chile picante en polvo, por ejemplo, habaneros, pequines o pimienta de Cayena
1 taza de zumo de limón fresco
6 dientes de ajo molidos
1 cucharadita de jengibre fresco rallado
1/4 de taza de azúcar o miel

Mezcle los ingredientes en una licuadora y haga un puré. Échelo en un jarro limpio y guárdelo en el refrigerador.

Infusión de especias para la tos

En la práctica de medicina natural se cree que la pimienta de Cayena tiene la habilidad de expulsar la mucosidad del sistema respiratorio, por lo que casi siempre se utiliza en los remedios para la tos.

1 onza de corteza de olmo americano bien picadita
½ cucharadita de pimienta de Cayena en polvo
1 raja fina de limón
1 cucharadita de azúcar
1 pinta de agua hirviendo

Échele al agua hirviendo la corteza, el pimentón, el limón y el azúcar. Mezcle bien y deje remojar por dos minutos. Beba en dosis de ¼ de taza.

La respiración

John Dempster, de 70 años de edad, residente del poblado de Loomis en California, suele usar el pimentón para ayudar a la respiración y aliviar el dolor que había padecido durante los últimos cincuenta años. A comienzos de la segunda guerra mundial tuvo un ataque de pulmonía que le duró diez semanas y daño sus pulmones, afectando su capacidad para respirar, y causándole un dolor muy fuerte en la espalda en el área de los pulmones, que describe como "parecido a la pleuresía".

A finales de 1980 decidió probar el pimentón. Según él, su dolor se alivió casi inmediatamente. "Fue como si alguien me quitara la presión de sus pies que aplastaban mi cabeza". Esto es lógico, porque la capsicina hace que aumente la circulación de sangre a los pulmones y el uso habitual de la Cayena fortalece y da vigor al tejido mucoso de los pulmones.

Al principio la dosis era leve, pero ahora toma una dosis de 130.000 unidades de picante, que ahora compra por caja. Toma diariamente dos cápsulas por la mañana, dos al mediodía y dos por la noche. "Hacen maravillas", dijo. "Las estaré tomando cuando tenga cien años".

Algunas narices son más susceptibles que otras, especialmente la de aquellos que padecen de rinitis, una inflamación de los tejidos mucosos que cubren el interior de la nariz. "Cuando las personas que padecen rinitis se exponen a cualquier irritante, como el humo, se inflama el área", dice el doctor Alvin Sanico de la División de Inmunología Clínica en el Centro para el Asma y Alergias del Hospital Johns Hopkins de Baltimore en el estado de Maryland (EE.UU.). Los síntomas crónicos de la rinitis incluyen la obstrucción nasal, secreciones, estornudos y presión o dolor en la cara.

Durante los últimos años, los médicos de este centro han estudiado los efectos de un rocío nasal de capsicina en estos síntomas. Aunque los resultados no son definitivos, creen que un aumento en la irritación proporciona el alivio. Al principio, el rocío irrita y causa inflamación acompañada de otros síntomas, pero Sanico dice que a medida que el rocío se administra repetidas veces, la reacción se va haciendo más leve. Según él, la capsicina hace menos susceptibles los nervios, vaciándolos de la sustancia P. Una vez que los nervios de los conductos nasales se calman, los vasos nasales se abren. No obstante, debemos señalar que a las personas que se les administra capsicina como parte de estos estudios también se les da lidocaína para aliviar la sensación de quemazón.

Como la capsicina es causante de reacciones específicas en el sistema respiratorio, también ha sido estudiada para examinar sus efectos en los síntomas del asma, una condición en la que la respiración es impedida a causa de la constricción de los bronquios. Aunque al principio la capsicina contribuye a la constricción de los bronquios, hay ciertos aspectos que suavizan esta reacción.

El científico James A. Duke es autor de varios libros sobre etnobotánica. Está jubilado del Ministerio de Agricultura de los Estados Unidos donde dirigía el laboratorio Germplasm Resources Laboratory en Washington, D.C. En 1994, el periódico *USA Today* destacó algunos de sus estudios. Según Duke, "El asma puede poner su vida en peligro, por lo cual no aconsejo que se medique usted mismo. Pero un ataque en medio de la selva puede aliviarse con un remedio usado por los antiguos mayas mexicanos; el chocolate caliente con pimientos picantes". Los mayas también preparaban tratamientos para el asma y la "flema blanca" usando cinco chiles y un poquito de sal en una cacerola con agua hirviendo, que dejaban reposar a la intemperie toda la noche. A la mañana siguiente se recalentaba y se bebía como si fuera un té antes del desayuno.

En otras culturas también hay remedios de chiles para el asma. Cuando tienen dificultad para respirar, los habitantes del área del río Apaporis en la Amazonia aspiran polvo de chile por la nariz. El infusión de hojas de pimiento se usa en Trinidad y Tobago y en Honduras para curar el asma, la tos y la congestión del pecho, mientras que los hispanos de California comen chiles para prevenir la tuberculosis.

Los médicos tradicionales son más precavidos. "Se puede decir que la rinitis es para la nariz lo que el asma es para los pulmones", dijo el doctor Sanico, quien como mencionamos anteriormente, trata la irritación nasal al exponer repetidamente a sus pacientes a la capsicina. "Sería un poco exagerado decir que la capsicina puede ayudar a los asmáticos".

Los médicos en el hospital Papworth de Cambridge en Inglaterra (Reino Unido) descubrieron que la capsicina hace que los bronquios de los pacientes asmáticos se constriñan, aunque no documentaron los efectos de dosis repetidas. Es posible que con aplicaciones repetidas, como se hizo en el caso de la rinitis, la capsicina pueda evitar la constricción y facilitar la respiración.

Otro estudio encontró la capsicina inhalada produce la broncodilatación al provocar la tos. La capsicina por sí misma también logra el mismo efecto en combinación con una droga. Se necesitan más investigaciones para estudiar la relación entre la capsicina y el asma.

Los remedios siguientes—*que deben usarse únicamente cuando no hay medicinas sintéticas disponibles*—pueden aliviar los males respiratorios.

Infusión de hojas de pimiento antillana

Este infusión se usa en Trinidad y Tobago y en Honduras para el tratamiento del asma, la tos y la congestión de pecho. En México se pone en la cabeza en forma de compresas para bajar la fiebre.

1 taza de hojas de chiles secas
1 cuarto de galón de agua hirviendo
Azúcar a gusto (no es necesaria)

Añádale las hojas al agua hirviendo y deje remojar por 20 minutos. Échele azúcar si desea.

Cómo ayudar a un caballo para que respire mejor

"El humo de los rabos de chile con semilla o los vapores que despiden las semillas y el corazón del chile seco son remedios muy eficaces para las enfermedades respiratorias de los animales. Estos vapores que despiden las semillas y el corazón de los chiles rojos secos (cuando se ponen en un cubo cerca del hocico del animal) proporcionan una cura excelente para las enfermedades respiratorias de los caballos, sus mucosas, etcétera. Ya que al animal le va a molestar el humo, tiene que asegurar bien el cubo al hocico del animal, y a su vez, amarrar bien el animal para que no pueda moverse".

—Tibo J. Chávez

New Mexican Folklore of the Rio Abajo

(*El folclor de Nuevo México de la región del río Abajo*)

Infusión para los pulmones

Este antiguo remedio de especias tiene fama de aliviar los síntomas de la pleuresía y la bronquitis si se bebe ¼ de taza cada dos horas.

½ onza de pimienta de Cayena en polvo
2 tazas de hojas de frambuesas secas

2 tazas de hojas o flores secas de milenrama
3 pintas de agua hirviendo

Mezcle las hierbas y especias en una cacerola y échele el agua. Cocine a fuego bajo por 30 minutos, pase por un colador y enfríe.

Al fondo de todo—las hemorroides

Penny Pavels de Shiocton, Wisconsin, le escribió a la empresa Hearts Food Company en 1995 y les dijo como al pasar que ella había curado sus hemorroides tomando pimienta de Cayena:

"El mes pasado decidí eliminar lo más posible los productos lácteos de mi dieta y probar el pimentón otra vez. Lo tomo tres veces al día, dos cápsulas de 90 mil unidades por la mañana, una al mediodía de 130 mil unidades y otra por la noche de 90 mil unidades". También Penny disminuyó las grasas, dejó la cafeína e incluyó otras especias y vitaminas en su dieta. Poco después notó que sus achaques artríticos desaparecieron, además notó otros beneficios que no había anticipado.

"Una cosa que noté fue un aumento de energía y una sensación de bienestar general que nunca había sentido. Me emocioné tanto que le insistí a mi marido que probara el pimentón y hoy lo consume tan fielmente como yo. Otro beneficio inesperado es que ya no padezco de hemorroides, de las que había sufrido desde el embarazo de mi hijo cinco años atrás."

Uno de los hallazgos que más nos sorprendió fue que uno de los usos más comunes de tratamientos hechos con pimientos es el tratamiento de las hemorroides. En 1956, L. Stevenel, un oficial del ejercito francés, se fijó en un uso muy peculiar para los pimientos en el África. En el *Bulletin of the Society of*

Exotic Pathology (*Boletín de la sociedad de patología exótica*) escribió que le atribuía la falta de venas varicosas y hemorroides al uso habitual de los pimientos en la dieta de los nativos.

"Los trabajadores de ferrocarril indígenas siempre van abastecidos de ellos y los consideran una panacea necesaria para la buena salud", señaló. Stevenel decía que había curado su problema y el de sus compañeros poniéndole la pulpa de pimientos rojos o picantes a la comida. La cura era muy rápida—unos pocos días—pero sólo funcionaba con los pimientos rojos, los verdes parecían ser inefectivos. Aunque Stevenel explica la diferencia entre los resultados, sospechamos que tiene que ver algo con la concentración de vitamina A en los pimientos rojos.

Las curaciones internas que usan pimientos para aliviar las hemorroides se encuentran en todas partes del mundo. En Cuba y la isla de Guadalupe, por ejemplo, los pimientos se ponen en las ensaladas. En Cuba y la Argentina los pimientos en polvo se mezclan con miel y se forman pastillas, mientras que en Venezuela se toman tinturas de pimientos. Pero sorprendentemente, también encontramos curas externas. En Colombia se usan los pimientos molidos en una pomada y en el Perú las hojas y los pimientos se exprimen juntos y se ponen directamente en las hemorroides.

El doctor Richard A. Wright, director de la división de gastroenterología y hepatología de la Facultad de Medicina de la Universidad de Louisville en el estado de Kentucky, es uno de los muchos investigadores que están examinando el poder curativo de los pimientos según se usan en prácticas de medicina folclórica. En estos momentos está diseñando un estudio para analizar la conexión entre los pimientos y los síntomas de las hemorroides.

Estos tratamientos funcionan de la siguiente manera. Las hemorroides son venas que se han inflamado en la parte baja del recto o el ano, a causa de un bloqueo. Al igual que el tracto respiratorio o el digestivo, el recto y el tracto urinario están repletos de nervios susceptibles a la capsicina, lo que implica que la capsicina hace que los vasos sanguíneos del área se dilaten, incluyendo las venas que están bloqueadas y causan las hemorroides, que a su vez, aumentan la circulación, ayudando a su alivio.

Los siguientes remedios son curas relativamente libres de dolor para una condición sumamente dolorosa.

Remedio de especias para las hemorroides

Esta combinación de especias ayudan a bajar y aliviar el dolor de las hemorroides. Tome dos cápsulas cada dos horas.

2 cucharadas de laurel en polvo
1 cucharada de bolsa de pastor en polvo
1 cucharada de raíz de regaliz en polvo
1 cucharadita de pimienta de Cayena en polvo

Eche las especias en un tazón y mézclelas bien. Póngala en cápsulas número 00.

La incontinencia

Se ha descubierto que la capsicina puede ayudar al control del músculo detrusor, cuya función es manejar las contracciones de la vejiga y mantener la continencia. En los últimos cinco años los médicos han puesto este conocimiento en práctica, formulando el tratamiento conocido como la *capsicina intraversical* para tratar las enfermedades urinarias que no son de origen contagioso, pero cuyos síntomas consisten en la necesidad de orinar con frecuencia, el sentirse con ésta necesidad y la incontinencia. Otros síntomas comunes incluyen el síndrome de hipersensibilidad vesical, la hiperflexia de la vejiga (que ocurre en pacientes con lesiones de la espina dorsal, la esclerosis múltiple y enfermedades neurológicas), una vejiga inestable, la hipersensibilidad de la vejiga y la cistitis intestinal. Muchas de estas condiciones son el resultado de infecciones, y de nervios y músculos dañados.

El tratamiento de la *capsicina intraversical* consiste en poner un catéter en la vesícula llenándolo con una solución que contiene capsicina hasta que el paciente sienta la necesidad de evacuar. Cuando llega a este punto la solución se retiene en la vejiga por veinte o treinta minutos. Aunque la sensación de quemazón puede ser incómoda, los médicos que usan este tratamiento administran un anestésico para el dolor antes de la infusión para así ayudar al paciente a lograr retener la solución por el tiempo indicado. El doctor David Rivas, profesor de urología en el la facultad de medicina Jefferson Medical College de Filadelfia, Pensilvania, ha estado usando este tratamiento por los últimos tres años. Nos dijo que sus pacientes recibían el tratamiento aumentando el nivel o unidades cada dos semanas, tardando de cuatro a ocho semanas en llegar a la dosis ideal. Es aquí cuando los síntomas disminuyen durante dos o seis meses, aunque hay pacientes que han logrado sentirse bien por más de un año. Cuando los síntomas reaparecen, los pacientes regresan para repetir el tratamiento, ya que los efectos no se anulan con la repetición.

Al igual que con los tratamientos para la alergia de rinitis que discutimos anteriormente, el exponerse repetidamente a la capsicina hace que la vejiga no se irrite fácilmente. La estimulación de los nervios susceptibles a la capsicina desata los impulsos del sistema parasimpático en la vejiga, lo que hace que ésta se contraiga. Además, la sustancia P también causa la contracción en el músculo detrusor. Es posible que este neuropéptido siga saliendo aún después de que las puntas de los nervios hayan perdido su susceptibilidad a causa de la capsicina. También se ha descubierto que no hay complicaciones a largo o corto plazo asociadas con este tratamiento, ni parece hacerle daño a la mucosa de la vejiga aun después de repetidos tratamientos.

Aunque este tratamiento está en una etapa experimental, el doctor Rivas dijo que es posible que sea aprobado en dos años. También mencionó que varios médicos están experimentando con varias formas de preparar este medicamento para que sea más fácil y de menos dolor para el paciente.

El siguiente es un remedio para los problemas del tracto urinario.

Infusión de espárragos y pimientos rojos

Este tónico es original de Nuevo México. Se usa para contrarrestar la baja energía, los transtornos renales, hepáticos o de la vejiga. Beba una taza de este líquido cada dos horas.

1 atado de espárragos cortados
1 cucharada de pimiento en polvo como la pimienta de Cayena
4 tazas de agua

Mezcle los ingredientes en una cacerola y caliente hasta hervir. Baje el fuego y cocine a fuego lento hasta que los espárragos estén tiernos. Cuele y guarde el líquido aparte. Bébaselo con la comida.

El embarazo y la menstruación

En muchos casos los remedios usados en los tratamientos para las mujeres se basan en anécdotas y no conocemos exactamente cómo se usan los pimientos. Por ejemplo, hemos oído que en Indonesia se usa el jugo de las hojas de pimientos porque "estimulan o ayudan al parto", pero no hemos encontrado los detalles de cómo se usan.

Por otro lado, algunos remedios son muy específicos. En el libro por Ralph Roys, publicado en 1931, *The Ethno-Botany of the Maya* (*La botánica étnica de los mayas*) se señala que el tratamiento para el retraso del parto es una bebida que contiene pimientos molidos, el zumo de jícara molida y agua. Menos específica es la cura para apresurar el parto que nos llega de los habitantes del noroeste de la Amazonia, los andoke. Ellos muelen las vainas, las mezclan con unas flores del género *úrtica* que aparentemente ponen en la vagina, lo que causa una sensación de quemazón. Probablemente el remedio más simple de pimiento para provocar el parto viene de Sonora, México, donde las mujeres que están retrasadas inhalan los chiltepines en polvo, lo que las hace estornudar, algo que ayuda a inducir el parto.

La cura para el mareo de parto del doctor Coffin

Esta receta es del libro del doctor I. A. Coffin, Treatise on Midwifery (Tratado para parteras), *publicado en 1853. Tome una cucharada cada tres horas.*

1 cucharadita de corteza de álamo blanco en polvo
1 cucharadita de agrimonia en polvo
1 cucharadita de centáurea en polvo
1 cucharadita de hojas de frambuesa
1 cucharadita de milenrama o aquilea en polvo
1 cucharadita de ruibarbo en polvo
2 cuartos de galón de agua caliente
2 cucharaditas de canela molida
½ cucharadita de pimienta de Cayena

Añada la corteza, la agrimonia, la centaurea, las hojas de frambuesa, la milenrama o aquilea y el ruibarbo al agua caliente y revuélvalo todo bien. Déjese remojar por media hora. Pase por un colador para separar los sólidos y añada gradualmente, mientras revuelve, la canela y el pimentón.

Infusión para provocar el parto

Este remedio nos llega del siglo XIX, y se usaba para inducir y apresurar el parto. Tome una taza cada hora o según sea necesario.

1 cuarto de galón de infusión de hoja de frambuesa
2 cucharaditas de pimentón en polvo
2 cucharaditas de raíz de valeriana en polvo

Mezcle los ingredientes en una cacerola y caliente hasta hervir. Baje el fuego y déjelo reposar por una hora.

Polvo para la mujer

Este remedio viene del libro de Benjamin Colby A Guide to Health (Guía para la salud), *publicado en el 1846. Tome media cucharadita mezclada con una cucharada de melaza o miel tres o cuatro veces al día. Colby escribió, "Este compuesto está diseñado para cuando la menstruación está retrasada o suprimida".*

4 cucharaditas de goma de mirra en polvo
4 cucharaditas de pimienta de Cayena en polvo
4 cucharaditas de raíz de false unicorn en polvo
4 cucharaditas de tanaceto en polvo
½ cucharada de áloe en polvo

Mezcle bien los ingredientes. Úselo con miel o como una infusión.

La magia del pimiento

"El chile se usa como un amuleto probablemente por sus propiedades farmacológicas y también se usa en ceremonias de brujería y en conjuros, los poderes fogosos del pimentón se consideran como el medio hacia la meta".

—Beatrice Roeder, *Chicano Folk Medicine from Los Angeles, California*

Algunos de los enemigos que el pimiento ha ayudado a eliminar son la mala conducta, los síntomas del alcoholismo, y las alimañas. De hecho uno de los usos más comunes alrededor del mundo es quemarlos como fumigantes liberando el hogar de criaturas indeseables, desde las chinches y las ratas, hasta los vampiros y hombres-lobos.

En un rito de Coahuila en México, el chile es fundamental para combatir los efectos de la "salación" un tipo de hechizo que se le hace a una persona para hacerle daño, en especial mentalmente. Este tipo de brujería se conoce como maleficio. Para lograr el maleficio el brujo o el que quiere hacerle mal a alguien recoge tierra de una tumba de una persona que haya muerto violentamente. Luego recoge sal de las casas de tres viudas o de las casas de tres mujeres llamadas *Juana*. La sal se mezcla con la tierra y se riega al frente de la puerta de la víctima inocente. Si la víctima descubre la sal y la tierra tiene que quemarla inmediatamente y para contrarrestar los efectos residuales del mal tiene que ahumarlos fuera de la casa. Para lograr este rito, llamado "sahumerio", tiene que esperar hasta el primer viernes del mes, poner unos carbones candentes en un balde o cubeta y añadir mirra, estoraque, la telilla de un diente de ajo, romero, ruda, badiana o anís de la china y chiles chiltepines. La víctima debe entonces cargar el cubo caliente por toda la casa, dándole humo adicional a las esquinas donde el mal puede esconderse, y mientras hace esto recita una oración para ahuyentar el mal.

Pero eso no es todo. La víctima de la salación tiene que llevar a cabo otro rito de chiles. Tiene que pararse afuera en el patio con doce chiles ancho o achotes, tres pizcas de sal cruda en la mano izquierda y frotarlas por el cuerpo haciendo una cruz. Al final, la sal y los chiles se echan al fuego con la fe y esperanza de que quemándolos se queme el maleficio a la misma vez. Entonces la víctima recita tres veces lo siguiente: "Fantasma del cementerio, que los que me hayan salado reciban esta sal".

Según una creencia importada de México, los hispanos en los Estados Unidos combaten el mal de ojo, la mala suerte, el embrujamiento y el encantamiento con chiles. En Guatemala cuando se cree que un niño tiene mal de ojo los padres rocían su cara con ruda y frotan sus pies con aguardiente (algún licor, con frecuencia el coñac) mezclado con un pimiento picante molido. Otra cura para el mal de ojo mezcla un poquito de semillas de orellana o achiote con chiles que se ponen en un saco de tela y se pasan por el cuerpo del niño mientras se hace la señal de la cruz. Después la bolsa se echa al fuego. Quizás su naturaleza picante explica la creencia común de que pueden absorber las malas influencias que luego son destruidas en el fuego.

Entre los tsachila—los indios colorados—del Amazonas, los pimientos se asocian con el *luban olo* o el "demonio rojo". Este demonio tiene fama de beber la sangre de sus víctimas dejándolos "tan blancos como una yuca hervida". Para evitar esto, los pimientos se queman en el fuego mientras que también se sirven en la comida deshaciéndose del enemigo en dos formas: se asfixia por el humo y a la misma vez no puede comer la comida picante. En las montañas Ozark en el sur de los Estados Unidos existe una leyenda afro-americana que dice que para cultivar y cosechar pimientos picantes uno tiene que estar muy furioso cuando los está sembrando y que los mejores pimientos son los que fueron sembrados por alguien que estaba loco de remate.

Otro uso interesante de los pimientos se puede ver cerca de las islas Cuna de Panamá, donde los habitantes ponen pimientos en la parte trasera de sus barcos arrastrándolos para espantar los tiburones. Quizás la leyenda más antigua que encontramos vino del famoso texto del herborista Jethro Kloss *Back to Eden* (*De regreso al paraíso*). En éste, Kloss cita el *Standard Guide to Non-Poisonous Herbal Medicine* (*Guía normativa para la medicina natural no venenosa*): "Hay que mencionar un efecto muy particular del pimiento. A la gente de México le gusta mucho y sus cuerpos están saturados con éste, y si uno de ellos muere en el campo, los buitres no tocan su cuerpo por estar tan impregnado del pimiento".

III

Cómo interrumpir el dolor

6

El dolor de espalda, el reumatismo y la artritis

A los 53 años de edad, Jeff Gerlach luce y se siente diez años más joven. Pero no siempre se había sentido así. Según él, la artritis, enfermedad típica en su familia, había empezado a molestarle unos años atrás. Propietario con su esposa Nancy de la compañía Old Southwest Trading Company, Jeff hace mucho trabajo duro y exigente, llenando los pedidos postales de pimientos y salsas picantes para sus clientes. "Me empezaron a doler las manos y mi codo de tenis me dolía tanto que me la pasaba caminando todo el día con el brazo en alto. El dolor era peor en el invierno—lo suficiente como para despertarme a media noche". No estaba seguro de poder continuar atendiendo su negocio si el dolor continuaba. De casualidad lo comentó con uno de sus clientes, quien había estado tomando cápsulas de pimienta de Cayena para mejorar su metabolismo. "Él fue quien me dio la idea de tomar chile en polvo para aliviar la artritis", dijo Jeff. Inseguro y algo preocupado de lo que le pudiera pasar a su estómago, se demoró tres meses en comenzar la prueba. Escogió los habaneros en polvo en lugar de la Cayena, pensando que como éstos eran los más picantes podría comer menos cantidad para lograr los mismos beneficios. Compró unas cápsulas vacías y empezó a llenarlas de habaneros en polvo, un día probó la primera. Durante meses siguió tomando una cápsula cada mañana con un poquito de jugo de fruta. "Seis meses después mientras estaba sentado en la cocina con mi esposa me di cuenta que no me dolía el codo. Parece que el dolor desapareció poco a poco".

Jeff ha seguido tomando sus cápsulas de habaneros por los últimos tres años y no ha sentido dolor alguno. El único efecto secundario es que una vez al año cuando toma una de las cápsulas se siente como si tuviera un fósforo encendido en su estómago. Cuando se siente así, se bebe un vaso de leche y se le quita el malestar inmediatamente. "Soy un 'converso' en lo que concierne a este tema", dijo Jeff. " Se lo digo a todo el mundo".

La Administración de Fármacos y Alimentos de los Estados Unidos—la agencia del gobierno federal que regula la fabricacíon y venta de alimentos y medicinas—clasifica a la capsicina como un contrairritante, que definen como una sustancia levemente irritante y que controla el dolor. Imagine la capsicina como una represa química que se abre inundando el organismo con la sustancia P. Al igual que cualquier otro estímulo que causa dolor, la capsicina hace que la sustancia P sea emitida por las puntas de los nervios sensores que están en la piel. Esta reacción la causa el primer golpe de calor o picante en la lengua cuando uno come pimientos. Según Tony Yaksh, que investiga la experiencia del dolor en la Universidad de San Diego, "la dosis fuerte o continua de capsicina impide que los nervios sensores mantengan llenos sus depósitos de sustancia P, lo que harían bajo circunstancias normales, y por lo tanto se les acaban los neurotransmisores a los nervios". Estos últimos son los agentes químicos que transmiten los mensajes de dolor a los músculos. El resultado es lo que Yaksh describe como darle "un corto circuito a las señales transmisoras del dolor, de manera que un estímulo intenso es seguido por la falta de sensación".

El doctor Richard Miller, un neurofisiólogo de la Universidad de Chicago en el estado de Illinois (EE.UU.), amplía estas ideas. En sus experimentos descubrió que al administrarle capsicina a neuronas de rata que cultivaba en platillos de laboratorio, la sustancia química le hizo orificios a la membrana celular abriendo canales de iones. El doctor Miller nos dijo que estos poros abiertos por la capsicina dejaban entrar iones de calcio y cuando las células reciben demasiado calcio dejan de funcionar. Esta cese de actividad hace que la capsicina entre a un estado hipoanalgésico (sin dolor) y hace que los nervios se vacíen completamente de la sustancia P. Además, la capsicina reduce la síntesis del NDA y la producción de "collagenase"y prostaglandinas en ciertas partes del organismo, lo que puede reducir el dolor y la inflamación. Desdichadamente, según Miller, estos efectos no duran mucho tiempo y la célula recobra su habilidad para transmitir el dolor. Pero señala que el uso frecuente de capsicina puede ayudar mucho a contrarrestar el dolor. Aunque el uso de los pimientos como analgésico en la medicina moderna ha ido en aumento en la última década, otras culturas del mundo han estado aprovechando esta particularidad por mucho tiempo.

Se podría escribir un capítulo completo sobre lo que la pimienta de Cayena ha hecho por Betty Prichard. Padecía de un terrible dolor de espalda—desaparecido; hernia del esófago—desaparecida; verrugas en la piel de su mano—desaparecidas. ¡Su congestión nasal estaba mucho mejor y hasta tuvo que buscar una receta nueva para reducir la potencia de sus lentes! Betty dice que el pimentón también la ayudó a bajar de peso. "La pimienta de Cayena es un milagro, me salvó la vida", dijo Betty con mucha calma. Esto viene de una persona que tiene tal actitud positiva y de amor a la vida, que algunos verían como un milagro en sí.

En realidad, cuando Betty era muy joven sufrió un accidente industrial en el que perdió una mano y en la otra mano sólo le quedó el dedo meñique y el cuarto dedo.

También ha sido sometida a una cirugía cardíaca. Pero dice que no ha dejado que estos malos ratos no la dejen vivir. Cocinó toda su vida, cuidó a sus hijos y ahora cuida a sus nietos. "No me considero una persona con impedimentos", dijo. "De hecho mis hijos se molestan cuando oyen la palabra "impedida" o "lisiada".

Pero a pesar de su habilidad para vencer la adversidad, hace dos años cuando cumplió los 57, Betty se encontró un poco perdida. Había estado padeciendo de un punzante dolor de espalda hacía mucho tiempo, y visitaba una vez al año una clínica para un hacer tratamiento de inyecciones en la espalda para controlar el dolor. "Imagínense estar viajando en un auto por tres horas con un dolor de espalda insoportable y encima llegar a recibir unas inyecciones dolorosas y luego montarse en el auto para las tres horas del viaje de regreso", nos dijo.

Fue en ese entonces que oyó por la radio la noticia sobre un seminario acerca de la pimienta de Cayena que daba Paul Stitt. "Estaba desesperada", dijo Betty, " y estaba dispuesta a tratar cualquier cosa, así que fui al seminario". Después de asistir al seminario empezó a tomar pimentón y cambió su dieta. Comenzó tomando cuatro cápsulas al día, con una banana y un vaso de agua grande.

En unas pocas semanas se sintió como nueva. No sólo había desaparecido su dolor de espalda y también el "dolor fantasma" de sus dedos y mano sino otros males que padecía. "Mi vida cambió cien por ciento" dijo. En su próxima visita al médico le llevó una copia del artículo sobre su cura milagrosa que apareció en el periódico local, y le contó sobre los cambios que había hecho, como el añadir pimentón a su dieta. "A mitad de leer el artículo el médico se detuvo, me miró y me dijo, '¡Betty, sigue haciendo lo que sea si te sale bien"! Ella continúa tomando pimentón diariamente y su esposo también toma una cápsula al día. "Yo no voy a ningún lado sin mi pimentón", nos dijo. "Uno tiene que creer en que lo que uno está tomando lo va a ayudar, y yo lo creo".

Una de las plagas que tortura al ser humano es el dolor de espalda y como es de esperarse hay tratamientos de pimientos para la cura de esta condición. Los hispanos de California cortan a lo largo un chile verde dividiéndolo en dos, lo hierven y se lo ponen en la espalda como un contrairritante para "neutralizar" el dolor. En la medicina ayurvédica de la India se hace un emplasto de chile en polvo, ajo, pimienta negra, y una especia llamada estoraque (*Storax officinalis*) que se aplica en la espalda para aliviar el dolor. En el Paraguay, para aliviar los dolores y el entumecimiento del cuerpo, se usa con frecuencia para el baño un menjunje de hojas y raíces remojadas. Y según el doctor Whitelaw Ainslie en su libro *Materia índica*, publicado en 1826, "el pimiento con un poco de manteca hace un buen linimento para las coyunturas paralizadas".

Hay muchas curas folclóricas para el reumatismo. Los peruanos, al igual que los hawaianos friccionan el pimiento en polvo en las áreas doloridas. En el Perú hay tinturas y linimentos con pimientos, y en el Paraguay los pimientos se ablandan en alcohol y esto se usa como una loción que se frota para aliviar el reumatismo, el lumbago, y la ciática. En Honduras se emplea un emplasto de pimientos en el área dolorida y en el sureste del Asia se utiliza una loción hecha de pimientos para el reumatismo. En la cultura de los indios de la América del Norte, los pimientos se remojan en vinagre, y luego un paño se remoja en este líquido, poniéndolo más tarde en el área afectada.

En Bolivia se muelen pimientos rocotos o locotos frescos, se mezclan con la corteza de la especia uña de gato y la mezcla se usa en un emplasto para el dolor. Se envuelve un paño negro alrededor del emplasto y se deja puesto por tres días. De la misma forma en África, Jamaica y Trinidad y Tobago, son muy comunes los emplastos de hojas y pimientos molidos utilizados para tratar el reumatismo, el lumbago y los sabañones, usando las hojas con más frecuencia que los pimientos. En Venezuela se usa una cura muy rara para las enfermedades de la piel y el lumbago, en la cual se hace un corte en los hombros del paciente y luego se frota chile en polvo y zumo de lima directamente en la herida.

Los mano de Liberia tienen un tratamiento fascinante para el reumatismo en el que se crea una tiza para frotar hecha de arcilla blanca o de los nidos del comején Termex mordax. Esta arcilla se mezcla con agua, hojas de lima y las semillas de suo o pimientos, además de la semilla de una planta del género xilopia conocida como "especia" por los liberianos. A la tiza se le da forma de cono y se pone a secar a la sombra. Después, el área afectada se moja y se frota con la tiza.

En su libro *Las plantas que curan* (1887), Jules Rengade señala que los españoles hacían un papel "mantecoso" poniendo pimientos molidos en un papel absorbente que secaban al aire libre. Cuando lo aplicaban tenía el mismo efecto que los emplastes de mostaza—la piel se calentaba y calmaba el dolor. Este papel también se usaba para la ciática, el lumbago, la bronquitis y la neuralgia.

Nuestro amigo viajero Lorenzo Fritz nos contó sobre otra

cura poco común que encontró en Bolivia, donde existe un remedio para el dolor artrítico que consiste en aceite para autos mezclado con ajíes. El ungüento se pone en el área dolorida, se envuelve en un paño negro y se deja así por tres días.

La crema de pimientos

Aunque parezca mentira, no pudimos encontrar muchos más remedios de chiles folclóricos para la artritis que usaran los pimientos, a pesar de que hoy en día es común tratar este mal con una crema que contiene capsicina.

Algunos de los productos que se usan frecuentemente son las cremas para uso externo, confeccionadas con una base de capsicina que procede de los pimientos, una combinación de la medicina folclórica y la tecnología moderna. Evel Knievel, famoso por sus hazañas temerarias con fines de entretenimiento, es un fanático de ésta medicina híbrida, como lo son las miles de personas que padecen de dolores crónicos como los dolores artríticos, de cuello, de espalda, la neuropatía diabética, la zoster, el prurigo o prurito (enfermedad crónica identificada por la comezón o escozor en el ano), el dolor post operatorio, las migrañas y el dolor causado por las llagas orales que resultan de los tratamientos para combatir el cáncer. Para muchos de los que padecen, esta crema ofrece un gran alivio.

Sin embargo, el tratamiento puede hasta empeorar el dolor al principio. Cremas de chile como el Zostrix, Topp-Station, Axsain, CapzacinP, Dr. D's Cream o el ARTH-Rx, causan una sensación de quemazón cuando se aplican en la piel, y tornan el área tratada caliente al tacto y roja, debido al flujo de sangre. La sensación de calentura se siente como una quemadura para algunos y suspenden el tratamiento. Pero los que tienen la capacidad para tolerarla, empiezan a sentir alivio en cuestión de pocos días. “Se tardan cuatro o cinco días en acumular el efecto de alivio”, dijo Rob McCaleb, etnobotánico presidente y fundador de la funadación Herb Research Foundation del estado del Colorado. Según él, la exposición frecuente a la capsicina después de varios días, agota la sustancia P en el área.

Advertencia: No intente tratar condiciones serias solo, ya que puede ser peligroso. Consulte a su médico antes de probar un producto con crema de chile. Aunque no hay serios efectos secundarios su médico puede darle algunas sugerencias.

Use las precauciones ya conocidas para manejar los pimientos. Use guantes cuando se esté poniendo la crema. No toque sus ojos, nariz o ninguna otra parte que quiera proteger contra la irritación.

Un poquito es más que suficiente, especialmente con la crema de capsicina. Lo mejor es que ponga una gotita en el guante y la friccione en el área dolorida. Si nota una cascarita al secarse usó demasiada. Espere dos horas después de una ducha caliente o de tomar sol. Si su cuerpo está caliente la crema lo irritará más. Empiece con una dosis pequeña y aumente la dosis o la potencia deseada poco a poco. Recuerde que la sensación inicial de calentura es parte del tratamiento. Véalo como una señal del efecto curativo de los pimientos sobre su dolor.

No se desilusione si no obtiene resultados inmediatos. El alivio a su dolor puede llegar en tres días o tardarse seis semanas.

Dorothy Tracy padece de artritis reumatoide desde hace treinta años. Según ella, el dolor más fuerte la ataca en los tobillos, las rodillas, los codos y la espalda. “Me cuesta trabajo moverme y lograr hacer cualquier cosa", dijo. El 16 de enero de 1995, Tracy, residente de Manitowoc, Wisconsin, entró en el programa de la empresa panadera Natural Ovens. Empezó tomando dos cápsulas de Cayena dos veces al día y acomodó su dieta lo más posible a la requerida en el programa. Ella hizo una crema de capsicina mezclando pimienta de Cayena en polvo con una loción. En una semana se dio cuenta de que tenía más energía, sus manos y sus pies se sentían más calentitos, y se le hacía más fácil moverse y hacer más cosas. "Me siento por lo menos un 75% mejor", dijo. "La crema me relaja. Antes me daban calambres y ya no". Al igual que otras personas que usan tratamientos alternativos, Tracy no está muy dispuesta a decirle a sus médicos lo que está haciendo. "No se lo he dicho a ninguno todavía, pero se lo voy a decir al que me trata para la artritis en mi próxima visita". Nos dijo que continuaría tomando el pimentón aunque al médico no le guste, porque simplemente la hace sentir bien.

La crema de la capsicina es un tratamiento común para la artritis. Esta dolorosa enfermedad es causada por la inflamación de las coyunturas, a veces acompañada de daño a los huesos y al cartílago. En efecto, se ha confirmado que este tipo de crema es uno de los métodos más efectivos para aliviar este dolor y hay muchos estudios científicos que lo han probado.

Unos investigadores de la universidad Case Western Reserve University de Cleveland en el estado de Ohio (EE.UU.), estudiaron los efectos de cremas de chile en pacientes artríticos. Según el estudio, después de dos semanas el ochenta por ciento de los observados se encontraban muy aliviados del dolor. Se descubrió que los pacientes que usaban la crema en sus rodillas cuatro veces al día, reportaron alivio del dolor de un treinta a un cincuenta por ciento.

Como los nervios alrededor de las coyunturas artríticas

están dañados, aumentan la producción de la sustancia P, el mensajero del dolor, las personas que padecen de osteoartritis tienen un gran nivel de la sustancia P en la sangre y en el fluido senovial, un líquido claro y pegajoso parecido a la clara del huevo y que lubrica las coyunturas y los tendones. Además, la sustancia P destruye el cartílago de las coyunturas.

Por desgracia, muchas de las drogas utilizadas para controlar el dolor y la inflamación causados por la artritis tienen efectos contraproducentes, como hemorragias, la perforación del tracto gastrointestinal, problemas renales, hipertensión y empeoran el asma y los pólipos nasales.

Pero hay buenas noticias. Los investigadores han encontrado que la capsicina frotada en la piel penetra en las coyunturas artríticas y alivia el dolor, mejora la flexibilidad de las coyunturas, y detiene la destrucción del cartílago—sin los nocivos efectos secundarios de las drogas sintéticas. Claro, aunque las cremas de capsicina le hagan sentirse mejor y mejoren su movilidad, los expertos advierten que no debe estresar las áreas que anteriormente eran menos móviles.

Vivir independientemente

Aún juvenil a los 69 años, Dorothy Welhoefer sentía temor. Siempre había sido muy independiente—el tipo de persona que no se desanimaba fácilmente. Pero el dolor de espalda debido a su artritis era tan fuerte que tenía problemas para mantener una vida independiente. Tenía miedo de que su peor pesadilla se convirtiera en una realidad—que tuviera que vivir en un asilo para ancianos. Fue a ver al médico porque su dolor era fuerte y constante. El médico le recomendó una cirugía para aliviar el dolor. "Yo sabía que una cirugía no iba a ayudarme y que posiblemente empeoraría mi condición", dijo ella. "Así que fui en busca de otra opinión". El otro médico confirmó sus dudas. En esa época ella había oído sobre Paul Sitt, el fundador de Natural Ovens Bakery en Manitowoc, Wisconsin, y su seminario acerca de la pimienta de Cayena. "Fui al seminario y al final hablé con Paul. Le expliqué mi dilema, él sugirió que probara el pimentón". Dorothy comenzó a tomar cápsulas de pimienta de Cayena y a eliminar los productos lácteos y la cafeína de su dieta. "Soy una persona muy resuelta y muy positiva", dijo Dorothy. "No me iba a dar por vencida". En unas pocas semanas un 75% de su dolor desapareció.

Dorothy nos dijo que se lo había dicho al médico que recomendó la cirugía, quien le dijo que todo eso era una tontería. Dijo que no había prueba de que su mejoría tuviera nada que ver con el pimentón ni con eliminar productos lácteos de su dieta. Pero por supuesto la prueba está en lo que ella siente—o mejor dicho en lo que no siente. "Todavía tomo mi pimentón diariamente. Tengo mis días buenos y mis días malos, pero ahora puedo tolerar mi dolor, me puedo mover y puedo vivir una vida independiente".

Los dolores del cuello y de la espalda crónicos que no están relacionados con la artritis también son candidatos para la crema de capsicina. En un estudio, médicos del hospital Walter Reed Army Medical Center en Washington, D.C., usaron como tratamiento una crema de capsicina de 0,25% en veintitrés pacientes que sufrían de dolor crónico de la espalda. Tenían que ponerse la crema cuatro veces al día. Aunque una de las personas se dio de baja del estudio por encontrar la quemazón "intolerable", los veintidós restantes reportaron algún alivio del dolor. Muchas de las personas con quienes hemos hablado también dicen que han encontrado alivio a sus doloridos cuellos y espaldas con la capsicina.

Harold Zoschke nos escribió de su experiencia con la Cayena desde su hogar en Europa. Dijo que aunque la popularidad de las comidas picantes apenas está empezando en Alemania, sus poderes curativos son legendarios desde hace mucho tiempo. "Estoy incluyendo un remedio llamado ABC Woermer-Pflaster (vendaje de calor) y que no requiere receta médica. Cura los dolores de espalda, cuello, lumbago y del isquion". Los ingredientes que producen el calor del vendaje son la pimienta de Cayena y el extracto de esta pimienta con una buena dosis de capsicina.

Harold, de 41 años, dijo que este producto frecuentemente lo usan él, sus abuelos y sus padres. "Yo llamé al que lo hace", nos escribió Harold, "y me dijeron que este producto está en el mercado desde el mes de octubre de 1928".

Los siguientes remedios son remedios para aliviar el dolor, sin las molestias que acompañan a las drogas sintéticas.

Aceite de habanero macerado

Este aceite se usa como un tratamiento para la artritis y el dolor muscular, pero también unas gotitas alivian el dolor de muelas. Algunas fuentes dicen que esta mezcla también ayuda al crecimiento de pelo en los calvos, pero dudamos que sea cierto.

2 cucharadas de pimientos habaneros en polvo
2 tazas de aceite de girasol

En una cacerola, combine el polvo y el aceite. Cocine a fuego lento por 2 horas. Pase la mezcla por una estopilla de algodón y póngala en un jarro de cristal. Para hacer un emplasto o ungüento, añádale 1½ onzas de cera de abeja. Guárdela en el refrigerador, donde puede durar dos semanas.

Linimento de pimiento con lobelia

Este tratamiento se usa para las torceduras, los moretones y los síntomas del reumatismo y la neuralgia.

1 taza de tintura de pimiento
¼ de taza de extracto de lobelia
1cucharada de aceite de ajenjo
1 cucharada de aceite de romero
1 cucharada de aceite de menta verde

Mezcle todo los ingredientes bien. Ponga la mezcla y dé un buen masaje en el área afectada.

Linimento de Castilla y Cayena

Este linimento aromático se usa para los músculos estresados, al igual que para el dolor y la comezón de la piel.

1 onza de jabón de Castilla raspado en gajitos muy finitos
1 taza de agua
1½ cucharaditas de aceite de abeto del Canadá
1½ cucharaditas de aceite de mejorana silvestre
1½ cucharadas de aceite de cedro
1½ cucharada de aceite de menta
1 pinta de tintura de pimiento
¼ de taza de extracto de lobelia

Mezcle el jabón en el agua hasta que se disuelva. Añádale los aceites a la tintura y revuélvala bien. Mezcle el agua enjabonada con la mezcla de tintura y aceites, y el extracto de lobelia. Revuelva todo muy bien. Aplíquelo al área afectada usando un pañito de franela.

Linimento de Cayena con vinagre

Este linimento es un tratamiento para las torceduras y los dolores musculares.

1 cucharada de Cayena en polvo
1 pinta de vinagre de sidra

Mezcle la Cayena y el vinagre en una cacerola y hierva por 10 minutos. Sáquela del calor y échela en una botella. No la cuele.

Linimento de aceite de oliva y Cayena

Se dice que este linimento es muy efectivo para el reumatismo.

1 taza de aceite de oliva
2 tazas de agua de alcanfor
¼ de taza de pimienta de Cayena en polvo

Mezcle todos los ingredientes en un jarro y agite bien antes de usar.

Linimento de *goldenseal* o hidrastis caliente

Para los músculos tensos, el reumatismo y el dolor de artritis.

1 cucharada de golden seal o hidrastis en polvo
1 cucharada de goma de mirra en polvo
½ cucharada de Cayena en polvo
1 pinta de alcohol de grano

Ponga los ingredientes en una jarra y agítelos bien. Deje reposar por una semana antes de usarlo.

Linimento de Cayena y menta verde

Úselo friccionando el linimento en el músculo dolorido dos veces al día.

2 tazas de aceite de oliva.
½ taza de pimienta de Cayena en polvo
½ taza de corteza de prickly ash
¼ de taza de menta verde

Caliente el aceite de oliva en una cacerola pero no lo hierva. Sáquelo de la hornilla y añádale los otros ingredientes y mézclelos bien. Ponga la mezcla en un tarro y tápelo bien. Ponga el tarro en un lugar oscuro y déjelo quieto por 3 días, meneándolo de vez en cuando. Cuélelo por una estopilla de algodón y páselo a otro tarro.

Cura costarricense para el dolor

Este remedio es para uso externo solamente y no se debe comer porque es sumamente picante. Si se puede usar cualquier chile picante, ¿por qué no usar los habaneros que se cultivan en Costa Rica para la exportación?

1 taza de ajo picadito
1 taza de jengibre fresco picadito
1 taza de pimientos habaneros picaditos
3 tazas de aceite de coco (puede sustituir con aceite de maní o ajonjolí)

Mezcle bien el ajo, el jengibre y los pimientos en un tazón. En una olla grande caliente bien el aceite y añádale la mezcla con ajo.

Cueza a fuego lento por 10 minutos volteando de vez en cuando. Sáquelo de la hornilla y deje que se enfríe antes de usarlo. Ponga la mezcla en un paño limpio y páselo por el área afectada.

Cataplasma penetrante para el dolor de artritis

Esta cataplasma se usa para aliviar el dolor muscular y de coyunturas a causa de la artritis y el reumamatismo.

2 cucharadas de Cayena en polvo
2 cucharadas de hojas de alfalfa en polvo
1 cucharada de semillas de apio
1 cucharada de raíz de bardana en polvo
1 cucharada de chaparral en polvo
1 cucharada de zarzaparrilla en polvo
1 cucharada de raíz de regaliz en polvo
1 cucharada de ceniza de algas o sosa en polvo
1 cucharada de raíz de espirea o reina de los prados en polvo

Mezcle todas las especias en un tazón y añada agua hasta que haga una pasta. Deje la mezcla en reposo por una hora. Ponga la pasta en el área afectada y cúbrala con un paño limpio o una venda. Déjeselo puesto 1 hora.

Emplasto herbáceo para la artritis

Esta compresa se usa para aliviar el dolor de artritis, el reumatismo y las coyunturas entumecidas.

2 tazas de candelaria
1 cucharada de pimienta de Cayena en polvo

½ taza de semilla de lobelia
2 cuartos de galón de vinagre de sidra

Mezcle todos los ingredientes en una olla y caliéntelos hasta hervir. Reduzca el fuego y cueza a fuego bajo por 30 minutos. Cuele la mezcla. Remoje un paño en la mezcla y exprímalo. Póngalo en el área afectada. Envuelva el paño con papel plástico y déjeselo puesto por 1 hora.

7

Cómo sanar la piel

Melissa Stock, co-autora de este libro, cree que no hay duda que su experiencia con la culebrilla, o zoster, es la más angustiosa que ha tenido en su vida. Todo le iba muy bien cuando tenía treinta años de edad, pero también la agobiaba el estrés por su responsabilidad como directora de redacción de una revista nacional. "Yo creía que era sarpullido o una erupción del cutis, así que no me preocupé por ir al médico", explicó. "Pero nunca había tenido una erupción dolorosa de la piel y mi esposo me apremió a que fuera al médico". El médico la diagnosticó al instante y le dijo que sentiría algún dolor mientras tomaba sus medicinas para comenzar su alivio, pero Melissa no sabía la clase de dolor que le esperaba.

"Yo pensé que lo único que tenía que hacer era tomar mis medicinas para curarme". Lo que en realidad sucedió fue que no podía dormir ni estar cómoda de ninguna forma porque el más leve roce con su piel la llenaba de dolor. "No podía trabajar porque sólo podía usar ropa muy ligera, y para empeorar la situación, siempre estaba llorando".

Con el paso de las semanas empezó a sentirse mejor, pero lo que logró un gran cambio fue cuando empezó a ponerse una crema con capsicina. "Una amiga que había sobrevivido la culebrilla zona me dijo que usara la Dr. D's Hot Pepper Formula. Al principio quemaba, pero casi en un día el dolor bajó mucho". Melissa atribuye su pronta recuperación a la crema y a su diagnóstico a tiempo.

Ya sea el *Herpes zoster* (culebrilla), la soriasis, o una mordida de perro, los trastornos de la piel pueden ser alarmantes. Lo que comienza como una picazón se puede convertir en una infección con un dolor agonizante, con síntomas que no desaparecen por días, meses y hasta años. Recopilando información sobre los pimientos en docenas de libros sobre plantas medicinales y medicina folclórica, encontramos muchas referencias al uso de los pimientos para el tratamiento de todo tipo de problemas de la piel.

En el Perú, el pimiento en polvo se usa para la comezón y pimientos disecados molidos se mezclan con harina de maíz blanco y aceite vegetal para curar heridas; en Bolivia usan el mismo remedio para los forúnculos. En Hungría usan la páprika en emplastos, y en polvos para desinfectar y contener hemorragias. De igual forma en Inglaterra se usa la Cayena para contener el desangrar de rasguños.

En Indonesia se usa el pimiento para eliminar los granos y la sarna (una enfermedad producida por un ácaro), que en la India se trata con los vapores de pimientos asados sobre bollos de excremento de vaca humeados, lo que nos recuerda el uso del humo de los chiles como fumigador de sabandijas. En Venezuela ponen una cataplasma de hojas en los granos y forúnculos, y también se tratan con una mezcla de pimiento en polvo y manteca. Los filipinos usan una cataplasma de hojas de pimiento pisadas en zumo de lima para bajar la hinchazón y las llagas en la piel. Las vainas y las hojas se mezclan y se usan para tratar forúnculos en las islas Fiji, Cook, y Tonga en el océano Pacífico, donde los isleños hacen una masa llamada *kolokula* con las hojas y las vainas, y aplican en el área inflamada. Algo similar se usa en las islas Bahamas para secar el forúnculo.

En el África se cree que la tiña (una enfermedad fungosa) puede curarse con el jugo de pimientos picantes. También usan un ungüento hecho de zumo de pimiento concentrado para curar todo tipo de infecciones en la piel.

La culebrilla

En los Estados Unidos 300 mil pacientes han sido diagnosticados con culebrilla (*Herpes zoster*), una enfermedad causada por el mismo virus que causa la varicela. Casi todos contraemos varicela durante la niñez, y nos curamos sin mayores consecuencias, pero el virus permanece latente en las extremidades nerviosas de todo el cuerpo, y puede reaparecer años después en épocas de gran estrés físico y emocional o cuando el sistema de inmunidad está débil. Poco después de manifestarse el dolor, aparecen unas ampollitas transparentes y acuosas en el área adolorida. Esta erupción puede limitarse a un área pequeña, o extenderse por todo un lado del cuerpo y manifestar varios grados de supuración. Las ampollas continúan saliendo por una semana, se oscurecen, y forman una postilla seca que se cae sin dejar cicatrices. El proceso entero toma de tres a cinco semanas.

Aunque en la mayoría de los casos la culebrilla desaparece después de varias semanas, algunos estudios han demostrado que de un cincuenta por ciento a un 75% de las personas de más de sesenta años de edad también desarrolla una neuralgia posherpética (NPH), un dolor agudo y crónico que sigue al episodio de culebrilla, y continúa por mucho tiempo después. Aunque la NPH puede atacar a cualquier edad, y a hombres y mujeres por igual, las probabilidades de que el virus remanente de la varicela reaparezca para causar estragos aumentan con la edad de la persona.

Esta es la causa del "dolor incesante y debilitante en los ancianos, y la principal causa de suicidio en las personas mayores de setenta años que sufren dolores crónicos", según señala la revista *FDA Consumer*. Hay esperanzas de que la capsicina pueda ayudar a los que sufren. Se hizo un experimento con 31 pacientes que padecían de NPH administrándoles un tratamiento con una crema de capsicina por un período de ocho semanas; los resultados de este estudio fueron publicados en la revista médica *Journal of Neurology*. Casi la mitad de los pacientes reportaron una mejoría notable durante el tratamiento; cinco se dieron de baja por encontrar insoportable el dolor causado por la crema de capsicina, y quince de los pacientes no reportaron diferencia alguna. En un estudio de continuidad doce meses después, el 72% de las diecinueve personas que habían reportado una mejoría, todavía reportaba una mejoría, e incluso un alivio total del dolor.

La soriasis

También se han estado investigando los efectos de la capsicina en la soriasis, una enfermedad que se manifiesta en forma de inflamaciones enrojecidas en la piel, y producen una comezón conocida como *prurito*. La revista médica *Journal of the American Academy of Dermatology* publicó los resultados de un experimento, donde se utilizaron dos grupos de pacientes, y demostró que los pacientes de soriasis tratados con una crema de capsicina mostraron una gran mejoría. Los investigadores concluyeron que, "la capsicina aplicada en áreas limitadas puede aliviar con éxito el prurito de la soriasis". Otro estudio que apareció en la misma publicación en 1986, descubrió que después de un tratamiento de seis semanas con una crema de capsicina, los pacientes de soriasis reportaron "una gran reducción de escamas y eritemas". También encontraron que al continuar usándola, la quemazón, el ardor, el escozor y el enrojecimiento de la piel que sufrían al principio, "se habían reducido o habían desaparecido".

Cortaduras y rasguños

Marilyn adora los perros y ha criado bóxers de raza desde hace algún tiempo. Sus problemas comenzaron cuando sus perros machos empezaron a envejecer. Según ella no se estaban llevando bien y de vez en cuando reñían. Como buena madre ella trataba de separarlos. Un día en medio de una pelea canina uno de los perros la mordió. Cuando fue al médico le dieron antibióticos y le suturaron la mordida.

Poco después del primer incidente, ocurrió otro. "Yo no sabía que hacer. No quería ir al médico porque el doctor tendría que reportar la segunda mordida y no estaba segura de qué iba a pasarle a mi perro". Esta vez el perro la había mordido en la parte menos carnosa de su mano, que casi enseguida se hinchó hasta alcanzar el tamaño de una pelota de sóftbol. Marilyn es sicóloga, y al otro día le mostró la herida a uno de sus pacientes, médico internista. "Él miró la mano hinchada y me dijo que si no se veía mejor a la mañana siguiente debía ir al médico inmediatamente". Al otro día el dolor era insoportable.

Pero la suerte la acompañó. "Me encontré con una mujer cherokee que había conocido en un grupo de discusión para mujeres. Me dio una receta que consistía en cinco cucharadas de pimienta de Cayena mezcladas con una taza de vinagre de sidra de manzana. Me dijo que calentara la mezcla por diez minutos y la dejara enfriar". Marilyn preparó la receta, remojó un pedazo de estopilla en el líquido, envolvió su mano en el paño y se fue a la cama. "Al otro día me desperté sin dolor ni hinchazón". Al día siguiente día, se encontró con su paciente internista y le mostró su mano. "Quedó maravillado", dijo Marilyn. "No podía creerlo". Marilyn sigue usando este remedio de pimienta de Cayena para otros males; la mezcla se la bebe para aliviar resfriados y el dolor de garganta.

Encontramos muchos ejemplos donde varios tipos de heridas abiertas habían sido tratadas con remedios de pimiento en polvo para contener la hemorragia. Las hojas de los pimientos se usan como antibióticos en la medicina folclórica. Encontramos un relato del uso del pimiento en polvo para curar las mordidas de cocodrilos en la India. En Trinidad y Tobago y otras partes del Caribe, incluyendo las islas de Curazao y Jamaica, se usa un remedio hecho con hojas de pimiento majadas con aceite de tiburón, de castor o manteca, y se pone en una cataplasma para curar heridas y todo tipo de males.

Se dice que los siguientes remedios ayudan con los problemas de la piel.

Ungüento herbáceo para las heridas

Limpie bien la herida y aplíquese este ungüento. Cubra con una venda o gasa.

2 onzas de hojas de diente de león
2 onzas de hojas de plátano

2 onzas de hojas de yellow duck
1 cuarto de galón de agua hirviendo
¼ de taza de manteca
2 onzas de cera de abeja
1 cucharada de Cayena en polvo

En una olla mezcle el diente de león, las hojas de plátano y el yellow duck. Añádale el agua hirviendo y continúe hirviendo la mezcla hasta que el líquido se reduzca a la mitad. Cuele la mezcla y añádale el resto de los ingredientes y mezcle bien. Póngala en un envase limpio y guárdela.

Cataplasma herbácea para los abscesos

Se dice que este remedio hace desaparecer los abscesos después de usarlo varias veces. También puede ser usado para el tratamiento de quemaduras, el dolor, torceduras, infecciones de la piel y reumatismo. Se le puede añadir raíz de malvavisco y lobelia.

1 taza de olmo americano en polvo
½ taza de hojas de consuelda
½ taza de hojas de plátano molidas
¼ de taza de Cayena en polvo

En un tazón, mezcle las hierbas con bastante agua y haga una pasta. Póngase la pasta en el área afectada y envuélvala con un paño de algodón. Déjese puesto el emplasto por una hora.

8

Los nervios

Collin Murray, residente de Jacksonville, Florida (EE.UU.), y aficionado a los pimientos, tenía un serio problema. Víctima de la esclerosis múltiple, también padecía de lesiones del tejido nervioso en sus muslos y de bursitis en un hombro, lo que le causaba mucho dolor. Comenzó a usar la crema para uso externo Zostrix, que contiene un ,025% de capsicina. "Aliviaba la intensidad del dolor si la usaba con suficiente frecuencia", nos escribió. "Usé tubo tras tubo de la crema a lo largo de tres años, pagando cincuenta dólares por cada tubo. Un día se me ocurrió leer la lista de ingredientes, y buscando palabras claves que indicaran la razón de su efectividad, sólo encontré un ingrediente activo: la capsicina.

Murray sabía que esta sustancia proviene de los pimientos y decidió preparar su propia crema. "En un kiosco de frutas al costado de la carretera compré una libra de los pimientos de Cayena verde más picantes que tenían. Les corté los tallos y los mezclé en la licuadora. La pasta era un poco pegajosa, pero me dio los resultados que quería; adormecían el dolor al contacto.

Pero Murray quería algo más potente aun. Nos escribió que, "En una tienda especializada en suministros de laboratorio, donde los estudiantes consiguen instrumentos para sus proyectos de ciencia escolares, compré un frasco de vacío, un embudo de Buchner, unos tubos de cultivo, y una pistola para crear el vacío en mangueras de jardín. Con este equipo y unos filtros para café podía sacar un líquido más puro del puré de pimientos. Con el paso del tiempo le he añadido unos pasos al proceso, como una máquina centrífuga casera y un aparato para evaporar aire filtrado, que hace el producto aún más concentrado. También he cambiado la Cayena por el pimiento más picante de todos; el habanero, usando el concepto de mientras más, mejor. Hoy en día, las máquinas de preparar zumos son mucho más eficientes que las batidoras".

"Los derivados, como las semillas, se pueden integrar en la receta. Hiervo esa mezcolanza—afuera—en una estufa de gas al aire libre hasta que esté igual de viscosa y quede la misma cantidad que la del jugo fresco. Casi al final, después de filtrar el líquido, éste se pone bastante oscuro y parecido a un sirope. Quince minutos en la máquina centrifuga saca las últimas partículas que se no hayan pasado por el filtro durante la extracción al vacio. Al final, se le añaden unas gotitas de alcohol por cada onza para evitar que se fermente, y se guarda en el refrigerador en envases para film fotográfico. Cada envase guarda una onza y me dura una semana. Descongelo un envase y vierto su contenido en un tubo flexible, mezclado con gelatina de áloe, logrando una manera más suave de aplicar, y que hace el producto menos aguado".

Murray no está seguro de la potencia exacta de su oleorresina casera, pero los resultados son una buena indicación. "En realidad, la única prueba de su potencia que tengo, es que mi HabCap es difícil de enjuagar, lo que no sucede con el producto comercial", nos escribió. "Además, me alivia usándola sólo dos veces al día en lugar de tener que usarla cuatro veces o más. La quemazón que sentía en mis mus-

los ya casi no existe, ni el dolor en mi hombro excepto por el dolorcito causado de vez en cuando por las condiciones del tiempo. He estado usando esta crema día y noche desde hace años y todavía estoy asombrado".

Si usted ha conocido a alguien que sufra de dolores crónicos, ya sean producto de la artritis, la neuropatía post-operatoria, o las migrañas persistentes, sabe que es un padecimiento muy serio. Además de vivir en constante agonía, muchos de estos pacientes sufren humillación por parte de médicos que atribuyen el origen de su dolor a condiciones sicológicas y no fisiológicas.

Según un estudio realizado en 1996 por el Centro para la Investigación del Dolor, del Instituto Nacional de la Salud de los Estados Unidos (National Institutes of Health Pain Research Clinic) y publicado en la revista *Anesthesiology*, a los médicos se les enseña a que consideren la parálisis o anestesia (la ausencia de toda sensación en cualquier parte del cuerpo resultante de tejidos nerviosos lesionados por trauma o enfermedad) como un indicio de histeria, en particular cuando los síntomas no corresponden con la distribución de los sensores. Aun más, a los pacientes que padecen de dolor crónico después de padecer de lesiones en los nervios periféricos o en al tejido, y que se quejan de dolores espontáneos, hiperalgesia (un dolor supranormal causado por el estímulo de dolor), o alodinia (un dolor causado por el más leve roce) casi siempre se les aconseja que busquen un diagnóstico siquiátrico.

En ese mismo estudio, los investigadores citan un estudio del 1961 y publicado en la revista científica *Brain*, en el que se describe "la concepción tradicional del dolor que no sigue los territorios nerviosos o dermatonas (el área de la piel llena de nervios que proceden de una raíz en la espina dorsal) que considera como dolor regional psicogénico (un síntoma que tiene su origen en problemas sicológicos o emocionales, y no es causado por males físicos) con visos de alucinaciones". Estos señalamientos se repiten en la revista *Current Opinions in Neurology*, la cual dice que aún los clínicos que investigan el dolor y sus causas suelen clasificar los orígenes de los síntomas de estos pacientes como siquiátricos y no fisiológicos.

Afortunadamente, estos mismos investigadores decidieron mirar más allá de la perspectiva tradicional en referencia al dolor. Hicieron un estudio con personas neurológicamente normales para probar su hipótesis de que una zona específica de un nervio que recibe estímulo doloroso en un territorio de nervios específico causa un dolor fuerte en el territorio de nervios adyacente. Sus hallazgos se pueden simplificar de la siguiente manera: descubrieron que cuando el centro de nervios completo es extremadamente sensible a causa de alguna lesión, es fisiológicamente plausible que el dolor—ya sea causado por una cirugía o por un balazo—se propague del área lesionada a otras partes del cuerpo.

¿Qué tienen en común las cicatrices de quemaduras, el síndrome de dolor postoperatorio después de una mastectomía, la neuralgia trigeminal, la esclerosis múltiple y la neuropatía diabética? Los nervios lesionados e intensos dolores. Todos estos males han sido el foco de experimentos clínicos realizados con vistas a evaluar los efectos de la crema de capsicina para aliviar el dolor, en todas sus manifestaciones.

"La terapia ha funcionado", dice el doctor Charles Loprinzi, jefe de medicina oncológica en las Clínicas de los Hermanos Mayo en el estado de Minnesota (EE.UU.). En

1996, un estudio auspiciado por el National Cancer Institute, Loprinzi examinó los efectos de la crema de capsicina sobre el dolor postoperatorio. Explicó que cerca de un cinco por ciento de los pacientes que han sido sometidos a cirugía mayor de cáncer, como las mastectomías o operaciones del pulmón, sufren dolores agudos y experimentan una sensación de quemazón en las cicatrices, que duran de meses a años. "Para los que padecen de esta neuropatía, cualquier leve roce puede provocar un episodio de dolor", dijo. Esta condición es el resultado de las lesiones causadas a los nervios durante la cirugía. Para muchos, el peso de la ropa o el roce de las sábanas puede ocasionar un dolor insoportable.

Aunque el tratamiento común es el uso de analgésicos y calmantes, estos tienen serios efectos secundarios. El doctor Loprinzi dijo que "había tenido una grata sorpresa con los resultados del estudio", el cual demostró que los noventa y nueve pacientes que tomaron parte en el estudio prefirieron la crema de capsicina al placebo por un margen de tres a uno.

El síndrome de la posmastectomía

Suzanne Brodehl nos relató cómo la crema de capsicina y las cápsulas de pimentón la ayudaron a aliviar el dolor que la asediaba después de su mastectomía. "Hace casi tres años me hicieron una mastectomía. Poco después desarrollé un dolor e hinchazón en la mano y el brazo". Según Suzanne, el dolor entró en el mismo lado de la operación. "Probé compresas y drogas recetadas sin ningún resultado. Por fin, decidí probar un ungüento de capsicina de 0,75% y unas tabletas de capsicina. Hoy en día, Suzanne dice que puede coser, escribir a mano y mecanografiar sin sentir dolor. Continúa usando la crema según la necesita y toma sus cápsulas diariamente.

Durante una mastectomía se extirpa todo o parte del seno, casi siempre como resultado de algún cáncer, y según un estudio que se hizo en 1978, el síndrome de dolor que le sigue a esta operación afecta de un cuatro por ciento a un trece por ciento de los pacientes de mastectomías debido a las lesiones causadas a los nervios circundantes. Un dolor continuo e intolerable acompaña el cambio en la sensación de la pared interior del brazo o la pared delantera del pecho. Según los resultados positivos obtenidos en estudios de otros tipos de dolor neurogénico, investigadores de Toronto en el Canadá les administraron un tratamiento a dieciocho pacientes que sufrían de este síndrome, usando cremas de capsicina para uso externo, en un estudio de tipo marca abierta. Encontraron que un 64,8% de los pacientes experimentaron algún alivio.

La diabetes

Paula Wagner, coordinadora del programa de Cayena de la empresa Natural Ovens Bakery en Manitowoc, Wisconsin, nos relató esta dramática historia. Según Paula, un día después de terminar el programa, una mujer mayor de edad se presentó en la tienda llorando porque no sabía que podía hacer por su madre. Explicó que su madre tenía diabetes y que acababan de amputarle el pie izquierdo a causa de complicaciones de la enfermedad. Los médicos le dieron de alta para que se recuperara un poco en su hogar y ganara fuerza y valor para enfrentarse a la amputación de su otro pie, que se había tornado negro a causa de la gangrena. La operación se había fijado para dos semanas después y la señora buscaba desesperadamente algo que ayudara a su madre.

"Paul Stitt le dio a la mujer algunas cápsulas de Cayena con instrucciones de cómo su madre debía tomarlas", nos dijo Paula. "La

señora nos dijo después que en las dos semanas que su madre había estado tomando la Cayena, el pie se le puso más calientito y rosado. Por supuesto, la operación se canceló".

"Desdichadamente", Paula nos explicó, "como ella no era parte del programa, su nombre está perdido para siempre". Pero felizmente, su historia y su pie derecho todavía existen.

Según el informe de la red cibernética del Archivo Nacional de la Diabetes del Centro para el Control de las Enfermedades de los Estados Unidos, la diabetes siempre está acompañada de otros problemas que se añaden a la preocupación constante que tienen los diabéticos con los niveles de insulina en su cuerpo. Para los ocho millones de estadounidenses que han sido diagnosticados con esta enfermedad, las estadísticas son alarmantes. Las complicaciones a largo plazo incluyen enfermedades cardiovasculares, ataques y embolias, que son de dos a cuatro veces más comunes en los diabéticos, al igual que la hipertensión, las enfermedades renales, y la pérdida de la vista. Como si eso fuera poco, de un sesenta a un setenta por ciento de los diabéticos padecen de una forma muy particular de daño a los tejidos nerviosos que se manifiesta en la perdida de la sensación en los pies y las manos, el retraso de la digestión del estómago, el síndrome del hueso carpiano, y la neuropatía periferal. Además, las formas más serias de daño al tejido nervioso son la causa principal de las amputaciones de piernas y pies, de las que ocurren aproximadamente de 54 mil en los Estados Unidos todos los años.

Como la mayoría de los efectos secundarios de la diabetes tienen que ver con la circulación, creemos que la calidad de vida de muchas personas pudiera mejorarse con el uso de la pimienta de Cayena, por la habilidad de esta para mejorar el flujo de la sangre por el cuerpo y por el poder de la capsicina para calmar el dolor, particularmente en enfermedades relacionadas con el sistema nervioso.

El doctor Rup Tandan, profesor de Neurología de la Facultad de Medicina de la Universidad de Vermont (EE.UU.), señala que entre un 25% y un 33% de los que padecen de neuropatía diabética sufre un dolor casi intolerable. Imagínense que actividades como el trabajar, el dormir, ponerse o usar medias y zapatos o el caminar le causaran un gran dolor. Es así como se sienten los que sufren de este tipo de neuropatía. En la revista *Diabetes Forecast* el doctor Tandan describe la neuropatía común como el estado en que fibras nerviosas grandes y pequeñas están dañadas, causando entumecimiento o una falla en la detección de estímulos en el área afectada. "Pero cuando solamente las fibras nerviosas pequeñas son las afectadas, éstas disparan y envían estímulos espontáneamente. Los impulsos que envían van directamente a la espina dorsal (que está conectada directamente al cerebro). Como estos impulsos provienen de fibras relacionadas con la sensación del dolor, estos impulsos son interpretados como dolor", explica el doctor Tandan. Este proceso explica la neuropatía diabética.

Varios estudios han demostrado que la capsicina puede ser un agente efectivo para combatir la neuropatía de los diabéticos. Según se ha reportado en la revista médica *Archives of Internal Medicine* doce centros de investigación conocidos en su conjunto como el Capsaicin Study Group probaron el uso de cremas de capsicina en pacientes de neuropatía diabética, seleccionados para ver si la crema podía aliviar su dolor. El estudio que duró ocho semanas, empezó con 277 participantes de los cuales 219 continuaron el tratamiento hasta la culminación del estudio. Los resultados fueron muy claros: la crema de capsicina produjo los resultados esperados. Un 25% de los pacientes que usaron la crema de capsicina se sintió completamente aliviado del dolor, con un cincuenta por ciento reportando una gran mejoría. El restante 25% dijo no sentir ninguna diferencia o sentirse peor.

Según el doctor Peter D. Donofrio, profesor de neurología en la Facultad de Medicina Bowman-Gray de la Universidad de Wake Forest (estado de Carolina del Norte, EE.UU.), y autor principal del artículo publicado en la revista *Archives of Internal Medicine*, estos resultados son importantes porque ofrecen alternativas a los que sufren de diabetes. "La capsicina es el primer agente para aplicación externa que conozca que pueda usarse en la neuropatía diabética". Añadió que como tiene tan escasos efectos secundarios, puede usarse en conjunto con medicamentos bucales sin que haya interferencia. También dijo que los descubrimientos eran importantes porque los resultados de este estudio podrían abrir las puertas a otras investigaciones que puedan encontrar otros productos de capsicina con aún menos efectos secundarios.

Para algunos en la profesión médica, la crema de capsicina es una rutina más en su día. Marjorie Cypress, una enfermera licenciada y educadora en el área de la diabetes del hospital Lovelace de Albuquerque en Nuevo México, dijo que la mayoría de sus pacientes sufren de algún tipo de dolor neuropático. Nos dijo que casi siempre recomienda la crema de capsicina, ya que la mayoría de sus pacientes prefieren probar una crema que tragar otra píldora. "Casi todos están dispuestos a probarla", explicó, "porque les parece más natural que tomar medicamentos". Ella sugiere que empiecen usando una crema con una dosis baja, sobre todo porque así no necesitan una receta del médico y es además mucho más barata.

Neuralgia del trigémino

Como se ha informado en la revista Prevention, *del 1984 al 1987, Brenda Conoway, residente del poblado de Searchmont en la provincia de Ontario (Canadá), padecía de neuralgia del nervio trigémino". En esa época probó muchos medicamentos y no menos de seis drogas para combatir las convulsiones y tomaba muchos calmantes al día. Estos tratamientos, junto con tres operaciones e inyecciones de glicerina que le ponían directamente en el nervio de la cara, no aliviaron su dolor. En 1988, mientras su madre esperaba en la oficina del médico, leyó un artículo sobre una nueva crema medicinal llamada Zostrix. El artículo describía como la crema de capsicina había sido muy efectiva para aliviar el dolor de personas que sufrían de una neuralgia muy aguda debido a la culebrilla. Según el relato, la madre de Brenda tenía la esperanza de que aunque las dos enfermedades no estaban relacionadas, quizás funcionara para su hija. Pero su hija no estaba impresionada con la información y no creía que la solución fuera tan simple. Por fin, decidió probarla poniéndose la crema tres veces al día en el pómulo adolorido. Contrariamente a las expectativas de todos, su dolor empezó a aliviarse, y desapareció en una semana. Con la Zostrix, pudo dejar de tomar todos esos otros medicamentos.*

Es agonizante. Es insoportable. Como si te clavaran un puñal en la cara una y otra vez. Estas son tres descripciones comunes de quienes padecen de la neuralgia trigeminal, también conocida en francés como *le tic douloureux*, lo que significa literalmente contorsiones dolorosas. Esta dolorosa aflicción que afecta al quinto nervio craneal se caracteriza por episodios de un agudo dolor punzante que afecta los labios, las encías y la barbilla en un lado de la cara. Aunque cada ataque dura de unos segundos a unos minutos, es tan doloroso que quien lo padece está completamente incapacitado durante el episodio. Con el tiempo, los períodos libres de dolor se hacen más escasos.

En 1992, el doctor Bruno M. Fusco de la Universidad La Sapienza de Roma en Italia realizó un estudio con doce voluntarios, todos pacientes de neuralgia trigeminal, para determinar si la capsicina lograba aliviar su condición. Los pacientes se ponían la crema en el área afectada tres veces al día por varios días. Seis de los pacientes sintieron un alivio completo, cuatro dijeron que sentían un alivio parcial, y los otros dos no sintieron cambio alguno. Para los diez que tuvieron una reacción positiva durante la terapia, a cuatro les regresó el dolor después de 95 a 149 días después del primer tratamiento. Después de la segunda terapia no hubo recaída por lo que quedaba del año.

Cómo aliviar los dolores de cabeza

Joan Hanna estaba a punto de tener un ataque de nervios. Observaba cómo su hija de ocho años se deterioraba ante sus ojos. Megan no comía, estaba deshidratada, y tenía un dolor insoportable en la cabeza. Joan Hanna no podía aliviar el dolor de su hija. No era normal que una niña feliz, saludable y en tercer grado de escuela faltara cuarenta días a clase. Pero ese era exactamente el caso de su hija. "Megan era muy saludable en todo, a excepción de sus dolores de cabeza", dijo Joan. "Megan siempre está preocupada por algo, lo que nos hizo pensar al principio que sus dolores eran causados por el estrés".

Cuando sus dolores de cabeza aumentaron a dos veces por semana, Joan llevó a Megan al pediatra. "La llevamos para que le examinaran la vista primero, pero no era eso", aclaró Joan. "Después la llevamos a un pediatra que le hizo un examen completo de sangre". El médico no encontró nada mal y los refirió a un neurólogo.

Mientras tanto, Megan luchaba con unos dolores de cabeza tan fuertes que le daban nauseas. El neurólogo le hizo todo tipo de exámenes y pruebas del cerebro, incluyendo un CAT Scan y un MRI. Afortunadamente, Megan no tenía un tumor cerebral ni ningún otro mal serio. Pero el dolor continuaba. El neurólogo le diagnosticó migraña juvenil y comenzó a recetarle una serie de drogas muy fuertes, incluyendo el propranolol, un potente anticonvulsivo y otras para el dolor. Como enfermera licenciada, a Joan le preocupaba mucho y no tenía confianza en el uso de estas drogas. "Estaban usando el arsenal pesado y eso me daba miedo", nos explicó. Le preocupaban los efectos que podrían tener esos medicamentos en el cuerpecito de una niñita de ocho años. Usaron algunas de las recetas para medicamentos que a veces aliviaban el dolor, pero no lo eliminaban por completo. Un domingo en la noche, a Megan le dio un dolor muy fuerte. Joan llevó a Megan al salón de emergencias inmediatamente porque sabía que allí podría localizar al neurólogo enseguida. "A Megan le dieron una inyección para controlar el dolor y quitarle las nauseas. Cuando llegó el neurólogo, me dijo que quería probar un bloqueador del canal de calcio. Tomé la receta y la busqué al otro día cuando regresé a casa con Megan. Cuando llegamos acosté a Megan y saque todos los medicamentos. Me quedé un rato mirándolos. Todo esto y las repetidas visitas al hospital—y el dolor de mi hija continuaba. Recogí todas las medicinas y las eché a la basura.

"Ya para entonces", explicó, "yo estaba que me asía de un clavo ardiente". Había oído hablar sobre el programa de Cayena que estaba auspiciando la Natural Ovens Bakery, y a pesar de que eran las nueve de la noche los llamé. La señora Stitt contestó el teléfono, e

inmediatamente lo dejó todo y me habló de Megan por cuarenta minutos. Hablamos sobre su dieta y cómo la Cayena podría ayudarla".

Al otro día Joan mandó a su esposo a la Natural Ovens Bakery para recoger la pimienta de Cayena y buscar más instrucciones para su uso y la dieta que Megan debería seguir. Cuando su esposo regresó le dijo a Joan que los Stitt habían sugerido que Megan debía tomar un poco de la pimienta de Cayena por la nariz. Ellos la probaron primero para ver si el dolor o molestia sería ser demasiado. "Pusimos un poquito del polvo en un palillo de dientes y aspiramos. Sentimos una picazón pero pensamos que ella podría tolerarla". Unos segundos después que Megan la tomó su cabeza se sentía mucho mejor. Además, Joan eliminó de la dieta de su hija el azúcar, las comidas rápidas, la cafeína, y los alimentos teñidos con pigmentos rojos. Megan continuó aspirando el pimentón y tomando media cápsula de Cayena diariamente. Los dolores de cabeza desaparecieron en pocos días.

Joan ha dicho que Megan no ha padecido de ningún dolor de cabeza en todo un año, y continúa tomando una cápsula de Cayena diariamente, además de la especia matricaria. Hoy en día, cuando siente el comienzo de un dolor de cabeza, saca su Cayena en polvo y un palillo de dientes para inhalarla. Joan dijo; "sabrá Dios lo que le hubiera pasado si hubiéramos continuado usando todas esas drogas".

Los dolores de cabeza concentrados son cortos pero dolorosos. De hecho, el doctor Ninan T. Mathew, director de la clínica Houston Headache Clinic, en una entrevista con el rotativo *Dallas Morning News*, dijo que este tipo de dolor es el peor de todos los dolores de cabeza que afligen al ser humano. El dolor se concentra en un lado de la cabeza, y los ataques ocurren en grupos o sesiones, a veces tres o cuatro veces al día, y duran de 45 minutos a una hora. Algunas veces los ataques desaparecen por meses y hasta años. El noventa por ciento de los que padecen de este mal son hombres, y el doctor Mathew explicó que este fenómeno está relacionado con los niveles de testosterona. También encontró que estos dolores de cabeza pueden precipitarse con el uso de histaminas, el alcohol, o el uso de la nitroglicerina, un medicamento para el corazón.

No confundan estos dolores de cabeza localizados con la migraña, que puede durar de dos horas a dos días, causar náusea y vómitos, y ataca con frecuencia a la mujer. Aunque la nausea no está conectada a estos dolores localizados, los que sufren este dolor pueden sentir que en el lado del dolor se les cierra el párpado y o se les tapa la nariz. Otros síntomas pueden incluir ojos lagrimosos y rojizos, y las pupilas cerradas.

Los últimos cuatro años, el doctor Mathew ha estado estudiando los efectos de la capsicina en el dolor de cabeza localizado. Los pacientes usan una motita de algodón para ponerse una crema de capsicina, como la Zostrix, dentro de la nariz en el lado del dolor de cabeza y a veces en las áreas doloridas de la cara. Los primeros tratamientos queman un poco pero Mathew dijo que el dolor se va después de ponérselas unas cuantas veces.

Pero este tratamiento no da un alivio inmediato. "Puede funcionar si se lo pone inmediatamente", dijo el doctor Mathew, "pero es más un preventivo que una ayuda crítica". Dijo que toma cerca de dos semanas poniéndosela diariamente para agotar la sustancia P de los sensores del nervio trigémino, que se extiende desde la nariz a la cabeza, y es entonces cuando el nervio es incapaz de emitir mensajes de dolor evitando así los dolores de cabeza.

Un estudio de dolores de cabeza localizados realizado en la Universidad La Sapienza y publicado en 1994 señaló que este tratamiento puede evitar futuros ataques de dolor. Los investigadores dedujeron que este resultado se debía no sólo a la habilidad de la capsicina para agotar la sustancia P, sino que también por su capacidad para afectar el flujo de la sangre a la cabeza, especialmente cuando se toma por la nariz en el mismo lado del dolor.

A pesar de que estos resultados prometen bienestar, el doctor Mathew advierte que se necesitan más estudios con más participantes antes de poder recomendar la capsicina como un tratamiento seguro para estos dolores localizados. "Es una idea emocionante que quizás no dé resultados", dijo el doctor Mathew. "Pero en teoría tiene mucho mérito".

Llagas bucales

Como el uso más común de los pimientos es para comer, no es sorprendente que se empleen para tratar males de la boca. Bernardino de Sahagún, un monje franciscano que vivió en México en el siglo XVI, recomendaba usar los chiles para las "heridas, mordidas y laceraciones de la lengua. El remedio se prepara cocinando el chile con sal y luego se pone en la lengua, añadiéndole miel de abeja o un sirope muy espeso de maguey, que también se pone en la lengua".

Las encías hinchadas se tratan con pimientos masticados por los herboristas kallawaya en los Andes peruanos. Las infecciones de las encías se tratan en forma similar con chiles molidos en el estado de Veracruz en México. Los kallawaya también tratan el dolor de muelas poniendo una semilla de pimiento en el diente afectado, mientras que los mayna jíbaros del Perú ponen el pimiento desmenuzado o majado directamente en el diente. Además, en el Amazona del Perú, los pimientos son utilizados como un analgésico general para la boca, mientras que en la China y otras partes del sureste del Asia las hojas de los pimientos se usan como tratamiento para el dolor de muelas. Hoy hay muchos emplastos dentales en el mercado que contienen *capsicum* o pimiento (probablemente contienen un poquito de oleorresina de *capsicum*), raíz de sasafrás, lúpulo y benzocaína. En 1950 el periódico médico irlandés *Dublin Medical Press* recomendó poner una o dos gotitas de tintura de *capsicum* en un algodoncito para aliviar el dolor de muelas.

La estomatitis

En lo que a veces parece una burla cruel del destino, la mayoría de los pacientes que reciben tratamientos de radiación y quimioterapia en la cabeza y el cuello sufren serias lesiones en la boca. Estas llagas y ampollas no sólo son dolorosas sino que "limitan la alimentación adecuada del paciente y reducen sus ganas de continuar los tratamientos", según el estudio "Capsaicin for the Treatment of Oral Mucositis Pain", publicado en 1995 en el boletín noticiero *Principles and Practices of Oncology*. Según la doctora Ann M. Berger del Centro para el Control del Dolor de la Universidad de Yale, se ha demostrado que la capsicina es "totalmente efectiva" para aliviar el dolor de la estomatitis—llagas en la boca causadas por los tratamientos de quimioterapia y radioterapia para el cáncer.

Los que siguen son remedios para eliminar los dolores en la boca.

Compuesto de capsicum o pimiento para llagas

El polvo se puede usar con miel o agua para preparar una infusión. Tiene fama de eliminar las llagas en la boca. Tome ½ cucharada del polvo en 2 cucharadas de miel o ½ taza de agua caliente. El paciente debe aguantar el tratamiento de miel en la boca lo más posible, o hacer gárgaras con la infusión por un rato y lo más posible.

4 cucharadas de raíz de mírica cerífera
4 cucharadas de pimienta de Cayena en polvo
4 cucharadas de azúcar

Combine todos los ingredientes en un tazón y mézclelos bien. Guarde la mezcla en un envase.

Dulce de capsicina

Esta receta la usan la profesora Linda Bartoshuk y la doctora Ann Berger de la Facultad de Medicina de la Universidad de Yale para combatir el dolor bucal de los pacientes que reciben tratamientos de quimioterapia y radioterapia para el cáncer. Esta melcocha es una forma excelente de distribuir la capsicina por igual en toda la boca porque se disuelve lentamente y se puede pasar por toda la boca con un mínimo de molestia.

1 taza de azúcar
¾ de taza de sirope suave de maíz
⅔ de taza de agua
1 cucharada de maicena
2 cucharadas de mantequilla o margarina
1 cucharada de sal
2 cucharadas de extracto de vainilla
½ cucharada de pimienta de Cayena en polvo

Combine todos los ingredientes con excepción de la vainilla y la Cayena en una cacerola y cocine a fuego medio, revolviendo constantemente con una cuchara hasta que llegue a 250°F., medido con un termómetro para dulces, o hasta que llegue a la consistencia para preparar bolitas o rollitos. Sáquelo de la hornilla y añádale la vainilla y la Cayena. Cuando enfríe lo suficiente como para manejarlo, saque o hale la melcocha. Córtela a lo largo en tiras, después corte las tiras en pedacitos y envuélvalos en plástico. Esta receta hace aproximadamente una libra de dulce de capsicina.

Prendiendo fuego al demonio

Los pimientos suelen estar incluidos en la lista de curas para los males del alcohol. La pimienta de Cayena en dosis grandes está recomendada en la tradición de herbarios para el control del delirium tremens y en la India el pimiento en polvo en una bebida con canela, azúcar y agua se prescribe para el alcoholismo y el delirium tremens. Según dicen ellos reduce el deseo por el alcohol. Como dato interesante, una cura idéntica hecha de chiles, canela y azúcar se usa en las Filipinas. Este tratamiento sigue la receta de un remedio homeopático para aguantar el deseo por el alcohol: se incluye todos los días en la dieta de diez a quince gotas de tintura de capsicina (*véase* el capítulo II, sección 4), poniéndolas en una infusión o en un caldo de carne.

Las semillas de los pimientos forman parte de estos tratamientos. En su libro *Indian Medicinal Plants* (1918), K. R. Kirtikar cita a un cirujano general llamado Gray of Lahore: "Una dosis de diez granos en polvo de semillas de capsicum muy fino, tomadas con una onza de agua caliente dos o tres veces al día logra buenos resultados para tratar el delirium tremens".

Pero si todas estas medidas fallan y se despierta de todos modos con un dolor de cabeza punzante, un caldo con chiles es una buena cura para la resaca en México, como lo es el menudo, una sopa con tripas y chiles que se sirve en el norte de México y en la región suroeste de América del Norte. También se le conoce como "el desayuno de los campeones" por su fama de hacer desaparecer los demonios de la bebida.

Los pimientos también están asociados con otras drogas. Por ejemplo, el pimiento en polvo mezclado con el rapé de tabaco supuestamente hace su consumo "más efectivo" para algunas tribus del noreste del Amazonas. Algunas de las tribus del área fuman una mezcla de tabaco y pimiento en polvo, no con el propósito de excitar los sentidos, sino con el de calmarlos . . . Los waorani fuman esta mezcla para contrarrestar la intoxicación alucinante del yage, que es uno de los alucinógenos más poderosos que se conoce, aparentemente ellos creen que los pimientos tienen el poder de combatir las alucinaciones intensas. Los kulina de la misma región comen pimientos mientras toman la droga para suavizar sus efectos.

IV

Dele gusto a la vida

9

Los efectos del pimiento

La nutrición

No hay duda: los pimientos son buenos para uno, por dentro y por fuera. No piense que es sólo una fogosa casualidad. Hay restaurantes que sirven platos ligeramente picantes hasta de lo más abrasadores, y estos incluyen la comida mexicana, la cajún de Luisiana, la comida china de Sechuán, y la tailandesa y se pueden encontrar en todos los estados norteamericanos desde Nuevo México hasta Alaska. Les gusta por igual a los que militan en las filas demócratas y republicanas. El astronauta Bill Lenoir llevó jalapeños consigo en uno de sus viajes al espacio. Además de sus beneficios medicinales que comerlos es también saludable.

Algunos de los nutrientes que contienen incluyen vitaminas A y C, además calcio, fósforo, hierro, potasio, tiamina (B1), riboflavina (B2) y niacina (B3) y un gran número de agentes antioxidantes. Se sabe que la vitamina A en los pimientos ayuda a fortalecer la vista: en Hungría la ceguera nocturna se trata con una de paprika; los incas creían que el comer chiles agudizaba la vista, y según una fuente de México, " se deben comer dos chiles en todas las comidas" para ver mejor.

Bernabé Cobo, famoso historiador y naturalista de su época, escribió en 1653 que después de que los españoles descubrieron los chiles en México, llevaron el *ají en escabeche* en su viaje de regreso. Estos marineros sabían algo que tomaría 175 años documentar: los pimientos contienen mucha vitamina C y al igual que otras frutas auranciáceas como la naranja y el limón, ayudan a evitar el escorbuto.

Años después en Hungría, en 1928, el profesor Albert von Szent-Gyorgyi estaba sentado en su cocina esperando que sirvieran la comida. Su esposa, a escondidas, decidió ponerle un poquito de sabor a la comida y le sirvió un plato preparado con paprika. Según se cuenta esta historia, al profesor no le gustó la comida, y le dijo bromeando que si no se la podía comer, al menos serviría para hacer un experimento. ¡Y eso fue exactamente lo que hizo! Varios años después, en 1937, Szent-Gyorgyi recibió el premio Nobel de fisiología y medicina por su descubrimiento del ácido ascórbico y la vitamina C que conocemos hoy. "Tengo fe en la perfección del cuerpo humano", escribió en 1939, "y creo que las vitaminas son un factor importante en su coordinación con el ambiente que lo rodea. Si las entendemos y las usamos como es debido, las vitaminas nos ayudarían a reducir el sufrimiento humano a un nivel que la imaginación más fantástica sería incapaz de imaginar".

Hoy en día la vitamina C forma parte de los requisitos de un régimen alimenticio saludable. No sólo ayuda a contener los resfriados, sino que los pimientos verdes frescos y crudos contienen casi ocho veces más vitamina C que otras frutas auranciáceas. También ayudan en la formación y la reparación de los huesos y los dientes, y facilitan la absorción del hierro en el organismo. El ácido ascórbico estimula el crecimiento, ayuda a reparar tejidos, y acelera la cicatrización de las heridas. Se descubrió también que la vitamina C participa activamente en el mantenimiento y desarrollo de capilares fuertes. Aunque sabemos que van a querer comer mucho más, sólo tienen que tomar una onza de pimientos verdes todos los días para llenar los requisitos diarios de vitamina C.

¡Y si creen que comer una o dos zanahorias al día les va a mejorar la vista, imaginense lo que unos cuantos pimientos pueden hacer por ustedes! Piensen en el color rojo—los pimientos rojos—cuando quieran mejorar sus ojos, su pelo y su piel. La vitamina A mejora todos estos tejidos, además de ayudar en la formación y estructura del esqueleto, y es fundamental para el parto normal y la lactancia. Aunque las zanahorias son ricas en vitamina A, los pimientos son otra fuente igual o mejor, con 77 mil unidades de vitamina por cien gramos. Es posible cumplir con los requisitos diarios de vitamina A comiendo una cucharadita de salsa de pimiento roja.

Aunque la vitamina C es una de las vitaminas menos estables porque puede descomponerse fácilmente con el calor, el agua y la intemperie, la vitamina A responde de manera opuesta, ya que mantiene su potencia ya sea enlatada, congelada, cocinada o expuesta al paso del tiempo.

Una reacción muy interesante de los pimientos es el cambio de contenido en vitaminas según se maduran y cambian de color. Aunque la vitamina puede deshacerse fácilmente, un gran porcentaje se mantiene íntegro cuando los pimientos verdes se congelan o se enlatan. Pero el contenido de vitamina C es poco en los pimientos rojos disecados y en polvo—cerca de la mitad de lo que se puede encontrar en los pimientos verdes frescos. Pero como mencionamos anteriormente, la cantidad de vitamina A aumenta según el pimiento enrojece y se seca. Este proceso es el resultado del aumento en carotina, el compuesto químico que le da los colores rojo y naranja a los pimientos maduros.

El siguiente remedio se puede tomar como un refuerzo para la vitamina C.

Sirope para el escorbuto

Este remedio tiene fama de curar los síntomas del escorbuto, la tuberculosis, o la obstrucción de la orina. La dosis es ¼ de taza cuatro veces al día.

1 taza de zumo de lima
1 cucharadita de cáscara de limón rayado
½ taza de madera de casia (opcional)
1 taza de raíz zarzaparrilla
½ taza de diente de león
4 tazas de agua hirviendo
2 tazas de azúcar
2 cucharadas de pimienta de Cayena en polvo

Mezcle el zumo de lima, la cáscara de limón, la madera de casia, la zarzaparrilla y la raíz de diente de león en un tazón y añádale el agua hirviendo. Remoje una hora. Cuele, y vierta el líquido en el tazón otra vez, añadiéndole el azúcar y la Cayena. Mezcle bien.

La prevención del cáncer

Los pimientos maduros son una buena fuente de vitamina E y del complejo B, buenos agentes en la protección contra el cáncer. El Instituto Nacional de Cáncer de los Estados Unidos, con su meta de reducir la mortalidad causada por el cáncer un cincuenta por ciento para el año 2000, ha realizado investigaciones enfocadas en el estudio de frutas con alto contenido de vitaminas y antioxidantes como lo son los pimientos. A medida que los científicos estudian el papel que juegan las vitaminas en la terapia de la prevención contra el cáncer, el pimiento se hace más importante.

En su libro *The Origins of Human Cancer*, A. G. Knudson señala que hay estudios que demuestran que menos del 2% de todos los cánceres humanos pueden atribuirse en su totalidad a factores congénitos. Esto implica que el otro 98% de los cánceres podría evitarse tomando medidas preventivas, como por ejemplo, un buen régimen alimenticio y el uso de terapias.

Según un informe presentado por el Instituto Nacional de Cáncer de los Estados Unidos, algunos estudios epidemiológicos y experimentales han demostrado que el riesgo de ciertos cánceres en los seres humanos está relacionado con varios factores conectados a la dieta, incluyendo los macronutrientes como las grasas y las fibras, los micronutrientes como las vitaminas y los minerales, y los centenares de elementos no nutritivos que forman parte de la composición de los vegetales y las frutas. El informe encontró sólida evidencia que asocia la ingestión de frutas y vegetales con una reducción en el riesgo de cáncer. También sugirió que el consumo elevado de frutas y vegetales ricos en vitamina

A, como las zanahorias, el brócoli, y las frutas cítricas—y por supuesto los pimientos—es inversamente proporcional al riesgo del cáncer del pulmón. Asimismo señalaron que las frutas y vegetales ricos en vitamina A están llenos de sustancias anticancerosas como las indolas, isotiociantes, ditioltiones y betacarotenos, que parecen estar particularmente asociados con la reducción en el riesgo del cáncer del colon. Otros estudios entre la población en general indicaron que las personas con un plasma alta en vitamina A, incluyendo a los fumadores, parecen tener menos riesgos de cáncer de los pulmones, los riñones, la vejiga y el seno.

Hemos investigado las habilidades preventivas de los pimientos contra el cáncer y hemos descubierto más evidencia alentadora, histórica y científica, con relación a los tumores del pulmón y de la piel.

Hay un remedio hispano que usa un pimiento grande, hervido, poniéndolo como emplasto para glándulas hinchadas y para sacar el pus de un forúnculo. En la zona norte de Nuevo México, los forúnculos nacidos en los dedos de las manos y los pies se tratan con chiles disecados rehidratados hasta que salga el pus. La medicina ayurvédica prescribe que se utilice toda la planta—hojas, frutas, tallos y raíces—hervida en leche y aplicada sobre hinchazones y tumores de la piel.

Estudios contemporáneos han encontrado que dos tipos de los ingredientes activos del pimiento, la capsicina y la deshidrocapsicina (*véase* el capítulo I, sección 3, "La química del pimiento"), puede inhibir el citocromo P-450 y alguno de sus componentes. El citocromo P-450 es producido por el hígado, y es responsable por la activación metabólica de varios agentes químicos cancerosos. Cuando estos carcinógenos se activan, reaccionan más con las moléculas del ADN, y esta alianza es la que comienza el proceso de alterar los genes y promueve el crecimiento de tumores.

La deshidrocapsicina inhibe la actividad del citocromo P-540 IIIE1, componente del citocromo P-450, uniéndose con éste, y haciéndolo incapaz de unirse a las moléculas del ADN. De esta forma, el cáncer es contenido y destruido antes de comenzar. Los científicos también han descubierto que esta propiedad ayuda a combatir ciertos agentes de contaminación ambiental que pueden causar cáncer de la piel. Y la capsicina no sólo detiene el metabolismo del cáncer en el hígado, sino que inhibe el crecimiento de tumores externos. Otro estudio encontró que la capsicina redujo el promedio en un 62% en tumores de la piel inducidos en ratas de laboratorio. En el futuro, cuando se hayan hecho otros estudios más refinados en esta área, es posible que estos resultados produzcan usos prácticos para el tratamiento de melanomas y carcinomas malignos en la piel.

Además, por su habilidad para inhibir el citocromo P-450, se descubrió que la capsicina también es efectiva contra el NNK, un agente canceroso derivado de la nicotina, que se encuentra en el humo del tabaco y que se ha encontrado en animales de laboratorio y estimula el desarrollo de tumores en la mucosa nasal, la tráquea, los pulmones, el hígado y el páncreas. Según este estudio, "es posible que la capsicina juegue un papel en el régimen alimenticio como protector contra carcinógenos en el ambiente, incluyendo sustancias como la nitrosamina NNK, una sustancia encontrada en el tabaco".

La capsicina y el sistema inmunológico

La mayoría de las enfermedades contagiosas se relacionan con el tejido mucoso, como el de la nariz, las cavidades nasales, los pulmones, y el estómago. Cuando la capa de estos tejidos mucosos se hace más fuerte con el uso habitual de los pimientos, en especial el de la pimienta de Cayena, es menos susceptible a ataques.

Cuando la capsicina hace que los sensores emitan la sustancia P, causa una reacción de inflamación neurogénica (el tejido nervioso no responde) en las paredes que produce un goteo de plasma (el plasma es un líquido acuoso en la sangre que transporta las células de la sangre a través del cuerpo, llevando los alimentos y desperdicios que salen de los tejidos. Esto atrae los leucocitos, los glóbulos blancos responsables por la destrucción de bacterias, fungosidades, virus, y que también neutralizan las sustancias tóxicas resultantes de las reacciones alérgicas y las lesiones de las células . . . Además, la misma sustancia P por sí misma, atrae a los linfocitos, los glóbulos blancos que combaten las infecciones y crean anticuerpos para luchar contra invasores como los alérgenos o los antigenos.

Simplemente, la sustancia P es un "llamado a la guerra" y enlista a los glóbulos blancos en la batalla contra las infecciones, evitando que el sistema inmunológico sea tomado por sorpresa por la retaguardia.

El colesterol

El colesterol se encuentra únicamente en alimentos de procedencia animal (carnes, huevos, aceites), y también es producido en el organismo, en su mayor parte en el hígado y los riñones. Aunque el colesterol es esencial para la formación de hormonas y membranas celulares, en grandes cantidades es peligroso.

Muchas personas procesan naturalmente el exceso de colesterol y no sufren ningún problema. Otros acumulan el colesterol en la sangre, lo que produce un alto conteo de colesterol en el suero, y resulta en arteroesclerosis—depósitos de colesterol, grasas y otros desperdicios en las paredes de las arterias medianas y grandes. Esto hace que los vasos sanguíneos se encojan haciendo las paredes más gruesas y duras, lo que disminuye la circulación hacia los órganos y otras partes del cuerpo. Esta es la causa principal de ataques, trastornos cardiacos, dolores de pecho, y otros problemas circulatorios.

El pimiento en la dieta puede hacer más eficiente la forma de procesar el colesterol y las grasas. Hay estudios que demuestran que la capsicina funciona en dos formas para reducir los niveles de colesterol: Reduce la cantidad de colesterol que absorbe el cuerpo para eliminar más en las heces fecales, y aumentar la producción de enzimas que metabolizan las grasas en el hígado, lo que hace que el hígado secrete más triglicéridos, una grasa dura e insoluble.

Algunos estudios han demostrado que la deshidrocapsicina, un componente de la capsicina, puede reducir los niveles del colesterol de lipoproteínas de baja intensidad (LBI) lo que contribuye a la arteriosclerosis, y puede subir la lipoproteína de colesterol de alta intensidad (LAI), que retarda la arteriosclerosis. Un estudio en la India encontró que las ratas que comen una dieta alta en grasas que incluye el pimiento y proteínas adecuadas ganan menos peso y tienen niveles de triglicéridos más bajos en el suero y el hígado. Además algunos investigadores han encontrado que la capsicina, al añadirse a una dieta alta en grasas, reduce los niveles de triglicéridos en la sangre.

Sin embargo, la capsicina no funciona sola. Los estudios muestran que los beneficios metabólicos de la capsicina necesitan suficiente proteína en la dieta. En uno de estos experimentos, las ratas que tomaban capsicina en un régimen alto en proteínas mantuvieron su ritmo de crecimiento, pero la capsicina añadida en dietas bajas en proteínas redujeron el ritmo de crecimiento, al reducir la absorción de grasas. Las proteínas son esenciales para procesar y transportar las grasas y distribuir los alimentos por el organismo. La capsicina se une a la proteína después de ser activadas por metabolitos en el hígado, luego la proteína lleva los beneficios de la capsicina, que incluye la capacidad para deshacerse de los desperdicios y la absorción de alimentos nutritivos, a través del sistema.

Hay otras formas en que los pimientos ayudan a prevenir las enfermedades del corazón. La capsicina causa la vasodilatación (*véase* el capítulo II, "La pimienta como curativo"), que abre los vasos sanguíneos para mejorar la circulación y bajar la presión sanguínea. Un estudio realizado en Tailandia encontró que los pimientos ingeridos con las comidas o simplemente mantenidos por un rato en la boca, reducen los mecanismos que causan los coágulos de sangre. Sin embargo, muchos de los especialistas en hierbas medicinales sostienen que una combinación de pimienta de Cayena, ajo y jengibre es mucho más efectiva en la prevención de ataques y enfermedades del corazón. El ajo suaviza los depósitos arteriales, la Cayena ayuda a lavarlos, y el jengibre aumenta los efectos de la Cayena.

Se ha dicho que los remedios que siguen ayudan a reducir el colesterol y a bajar la presión sanguínea.

Tratamiento de pectina y pimiento para combatir el colesterol

Se dice que todos estos ingredientes bajan los niveles del colesterol en el suero, reduciendo así el riesgo de enfermedades cardíacas. Tome dos cápsulas antes de cada comida.

1 cucharada de pectina en polvo
1 cucharadita de granos de espino en polvo
1 cucharadita de hojas de plátano en polvo
1 cucharadita de fenogreco en polvo
1 cucharadita de raíz de black cohosh en polvo
1 cucharadita de pimienta de Cayena en polvo

Mezcle todos los ingredientes en un tazón. Póngalos en cápsulas número 00.

Remedio de ajo y Cayena para la presión sanguínea

Dicen que esta potente combinación de hierbas y especias alivia la hipertensión y reduce el colesterol del suero. También se ha usado para tratar la urticaria, la culebrilla, y el insomnio. Se recomienda tomar tres cápsulas al día.

1 cucharada de ajo en polvo
1 cucharada de raíz de valeriana en polvo
1 cucharadita de pimienta de Cayena en polvo
1 cucharadita de raíz de *black cohosh* en polvo
1 cucharadita de cenizas de algas o sosa en polvo

Mezcle todos los ingredientes en un tazón. Distribuya la mezcla en cápsulas número 00.

Estimule el metabolismo

Investigaciones realizadas en el Instituto Politécnico de la Universidad de Oxford en Inglaterra han descubierto que algunas comidas picantes, incluyendo los pimientos, aceleran el metabolismo del cuerpo, lo que ayuda a perder peso. Los doce voluntarios en su estudio de 1986 comían cenas del mismo contenido calórico. Un día sí, y otro no, los participantes tomaban tres gramos de pimiento en polvo y mostaza. Los días en que se le añadían las especias a la comida los participantes quemaban un promedio de cuarenta y cinco calorías más.

Antes de explicar cómo es que los pimientos ayudan a quemar calorías, empecemos con los principios básicos. El metabolismo se define como la suma de los procesos químicos que realiza el organismo según se mueven los alimentos nutritivos en la sangre después de la digestión, resultando en el crecimiento, la producción de energía, la eliminación de desperdicios, y otras funciones. Se realiza en dos facetas. La primera es la fase constructiva (anabolismo), en que las moléculas más pequeñas (los amino ácidos) se transforman en moléculas más grandes (las proteínas). La segunda es la fase destructiva (catabolismo), en la que las moléculas más grandes (como el glicógeno) son descompuestas en moléculas pequeñas (como la glucosa). El ejercicio, la temperatura corporal, la actividad hormonal y la digestión, pueden acelerar el ritmo del metabolismo.

Las especias como el pimiento nos ayudan a quemar más calorías, desatando el calor termodinámico que puede durar hasta cinco horas después de una comida. Este proceso acelera el metabolismo y quema calorías mientras impide la acumulación de nuevas grasas. Para mantener su metabolismo funcionando a un nivel óptimo el doctor Bryant Stamford de la Universidad de Louisville en Kentucky aconseja que lo mejor es poner pimientos en muchas comidas pequeñas a lo largo del día, en lugar de seguir el régimen tradicional de tres comidas diarias. "Muchas comidas pequeñas crean un efecto termal", dijo "obligando al organismo a quemar más calorías".

También nos hemos preguntado si los pimientos picantes no ayudan a que comamos menos por el simple hecho de que la sensación picante nos impide que comamos demasiado. Aunque no encontramos estudios científicos que respalden esta idea, sabemos por nuestra propia experiencia que es difícil comer demasiada comida picante y con muchas especias, algo que puede hacer sentir la boca un poco incómoda, cosa que no ocurre con comidas más sosas como las papitas fritas. Sabemos también que los pimientos son un sustituto ideal para la grasa en su dieta. Dígale adiós a la mantequilla en la papa asada y dele la bienvenida a la salsa. Dore los vegetales y el pollo en salsas picantes en lugar de aceite. Póngale chispas a sus ensaladas con especias. Use su imaginación y buen gusto con el pimiento, y podrá reducir las grasas aumentando el picante y el sabor en sus comidas diarias.

Uno de los cambios más difíciles para introducir en la dieta es eliminar el sodio. El sodio es una sustancia natural que está presente en todo lo que comemos, o bebemos incluyendo el agua del grifo, las medicinas, y las comidas procesadas a las que estamos tan acostumbrados, como las comidas congeladas y las de restaurantes de comidas rápidas o "come y vete". Como estamos tan acostumbrados a un nivel tan alto de sodio, la comida se nos hace insípida y es difícil de comer cuando reducimos la sal. ¡Los pimientos de su predilección, ya sean frescos, en polvo o disecados, son el sustituto ideal para la sal!

Pruebe el "Herbáceo picante para sustituir la sal" en la sección de recetas.

¿Le harán bajar de peso esas comidas picantes? Bueno, aunque no podemos prometerle que va a bajar de peso comiendo un pedazo de bizcocho de chocolate rociado con pimientos, creemos que los pimientos son buenos para estimular su metabolismo, haciendo que corra como un automóvil de la marca Ferrari y no como uno de la marca Yugo. Como siempre, se sugiere que use su sentido común para lograr un régimen alimenticio de perder peso: coma menos y haga más ejercicios. Ahora, no le va a hacer ningún daño que aumente el octanaje de su metabolismo prendiéndolo con pimientos.

El pimiento como afrodisíaco

Hay quienes creen que los pimientos son un afrodisíaco. En el folclor del norte de África, aparecen de vez en cuando como parte de mezclas de especias que también incluyen ingredientes exóticos como las cantáridas. También son un ingrediente en la kava de la isla de Samoa, una poción para el amor y la virilidad—a pesar de que si bebe demasiada se desmayará antes de consumar el acto. Pero en caso de que el pimiento funcione demasiado bien como un afrodisíaco, la raíz de la planta del pimiento se usa en Indonesia como tratamiento para la gonorrea.

El pimiento como cosmético

El papel que juega el pimiento en la apariencia y la belleza es importante en muchas culturas. David Livingstone, el famoso explorador de África, escribió que las mujeres del oeste de África se bañaban en un agua a la que le añadían pimientos rojos en polvo—él le llamó paprika—porque creían que estos pimientos las hacían más bellas. Los mayas también usaban los pimientos como un producto para la belleza, en particular para la piel. Pero su técnica era un poco dudosa: las mujeres se lavaban la piel con orina caliente, se ponían pimiento en polvo, y repetían el proceso.

Varias partes de la planta del pimiento se usan como ingredientes en tintes para el cabello en muchas culturas. En Taiwán, por ejemplo, se dice que hervir los tallos y las hojas del pimiento sirve para crear el tinte de color negro azabache. En las Antillas los pimientos a veces se usan en tratamientos para la calvicie. Un aceite muy picante de pimiento se frota en el cuero cabelludo, en la creencia de que el escozor que se siente es una indicación de que el pelo está creciendo. Igualmente, la capsicina (el ingrediente activo en los pimientos picantes), forma parte de algunos productos para la caspa, y se cree que el hormigueo que se siente en el cuero cabelludo es señal de que "algo está funcionando". ¿Pero qué es lo que está haciendo? ¿Estarán las moléculas de capsicina "comiéndose" la caspa? No lo creemos. Ni tampoco creemos que la capsicina le va a hacer crecer el cabello.

10

Recetas picantes y saludables

¿Están listos para empezar a recibir los beneficios curativos de los pimientos? Les sugerimos que pueden lograr comer bien y saludablemente a la misma vez. Las que siguen son nuestras recetas supersaludables de pimiento. Hemos escogido una gran selección de aperitivos sin carnes, platos principales, sopas, ensaladas y panes. Aventuras llenas de sabor y bajas en grasas. Esperamos que disfruten estos platos, que también incluyen muchos otros alimentos con propiedades curativas como el ajo, el jengibre y el vinagre.

Cómo asar el pimiento

Antes de asar, haga una pequeña incisión cerca de la cabeza de los pimientos para que el vapor pueda escapar. Ponga los pimientos en una bandeja para hornear y póngalos directamente bajo la parrilla superior del horno, o en una criba o tamiz sobre la estufa.

Nuestro método favorito es ponerlos en un asador al carbón o barbacoa a unas cinco o seis pulgadas sobre el carbón. Las ampollitas que aparecen indican que la piel está separándose, pero asegúrese que todo el pimiento esté igual o no se podrá descascarar bien. Envuélvalos inmediatamente en una toalla humedecida o póngalos en una bolsa plástica por diez o quince minutos, esto les da vapor y hace que sea más fácil quitarles la cáscara. Para lograr unos pimientos más crujientes y menos cocidos, sumérjalos en agua helada para impedir que se sigan cocinando. Monde la piel carbonizada, quite el corazón y las semillas, y use los pimientos como desee.

Mientras prepara pimientos picantes use guantes plásticos para protegerse de la capsicina que puede quemar sus manos y cualquier otra parte del cuerpo que toque.

Cómo refrescar el ardor

Cuando vemos a alguien gesticulando enérgicamente, jadeando, y abalanzándose sobre la mesa para beberse un vaso de agua, lo más probable es que esa persona se ha acabado de comer un pimiento muy picante.

Muchas han sido las sustancias postuladas como antídotos para el picante de los chiles. He aquí algunas que les podrían ser útiles:

- La miel
- Una cucharada de azúcar
- Cualquier comida de alto contenido de almidón como las papas, las tortillas de maíz, el pan, el arroz y la pasta.

- Yogur, pudín o crema agria
- La cerveza o el vino—¡si bebe suficiente, después de un rato, olvidará el ardor en su boca!

En teoría se cree que estas sustancias pueden enjuagar o diluir la capsicina, o en el caso del pan, absorberla. El problema es que la capsicina está ligada a áreas específicas de nervios receptores en la boca y no es fácil sacarla no diluirla.

En 1989, el fallecido John Riley, redactor y editor de la revista trimestral *Solanaceae*, hizo una prueba con va-rios remedios que tenían fama de quitarle el picante a la capsicina de los pimientos. En cada prueba, un pedazo de chile serrano se masticaba por un minuto, y luego se administraba el remedio. Se midió el tiempo que demoraba detener la sensación de quemazón y los resultados fueron anotados.

Remedio	**Minutos en total**
• Enjuagarse la boca con agua solamente	11
• Enjuagarse la boca con 1 cucharada de aceite de oliva	10
• Beberse media taza de un sirope de fruta muy espeso	10
• Enjuagarse la boca con una cucharada de glicerina	8
• Beberse media taza de leche, enjuagando bien	7

La leche salió ganando, y de hecho, los productos lácteos han tenido, desde hace mucho tiempo, fama de ser los más exitosos en aliviar la quemazón de la capsicina de los chiles. ¿Pero por qué?

Los científicos creen que la caseína en la leche es responsable por atenuar la sensación de quemazón. Según Robert Henkin, de la clínica Taste and Smell Clinic en Washington, D.C. , la caseína es una proteína que actúa como detergente y le quita la capsicina a los nervios receptores específicos que se encuentran en las papilas de la boca. La caseína se encuentra en la leche en forma de caseinato de calcio, que constituye un 3% de la leche. Otros suavizantes que contienen caseína incluyen el chocolate de leche, y algunas nueces y frijoles.

En el año 1990, un estudio de la Universidad de California en Davis encontró que una solución de diez por ciento de sucrosa a una temperatura de veinte grados centígrados, tenía el mismo efecto que la leche a cinco grados centígrados. Los efectos del azúcar en agua tibia nos recuerdan los remedios caseros utilizados en el Asia para curar la sobredosis de chiles en la boca. Hemos notado que las bandejas de condimentos en los restaurantes tailandeses a menudo incluyen un potecito de azúcar. Los cocineros de la comida cajún de Luisiana sirven ñames o batatas acarameladas, zanahorias en almíbar, y otros vegetales dulces para acompañar sus platos picantes.

Los condimentos y las salsas

Hierbas picantes como substituto de la sal

Esta receta le ayudará a reducir el sodio en su dieta. Es más divertido cuando uno cultiva y seca sus propias hierbas y especias, pero las que se encuentran en el mercado funcionan muy bien. Pruebe esta mezcla en las palomitas de maíz,, las mazorcas de maíz asadas, o cualquier otro vegetal.

4 cucharadas de perejil seco
4 cucharadas de albahaca seca
2 cucharaditas de romero seco
1 cucharada de estragón seco
2 cucharadas de tomillo seco
1 cucharada de eneldo seco
2 cucharadas de páprika
1 cucharadita de semilla de apio
1 cucharadita de pimientos secos molidos, como los pequines, ó 2 cucharaditas de chiles de Nuevo México en polvo

Ponga todos los ingredientes en un procesador de alimentos y mézclelos por aproximadamente 10 segundos. Ponga la mezcla en un salero y ciérrelo bien hasta que lo vaya a usar. **Variación**: Use 1 cucharada de salvia de piña en lugar del estragón.

DA 1/2 TAZA.
Nivel de picor: De ligero a mediano

Mostaza del bayú

Esta es una mostaza muy popular en Nueva Orleáns. Úsela para sustituir la mayonesa en la ensalada de papas o en los sandwiches o bocadillos con este condimento irresistible. ¡Le prometemos un éxito rotundo!

1 taza de mostaza seca en polvo
1 cucharada de harina
¼ de taza de agua fría
3 cucharadas de vinagre de vino blanco
1 cucharada de miel
1 diente de ajo picadito
1 cucharada de pimienta de Cayena en polvo
1 cucharadita de orégano griego
1 cucharadita de comino en polvo
1 cucharadita de tomillo seco
1 cucharadita de pimienta negra granulada
1 cucharadita de páprika importada

En un tazón, mezcle bien la mostaza en polvo y la harina. Añada y mezcle el agua y deje la mezcla en reposo por 20 minutos. Añádale los ingredientes restantes y mezcle bien.

DA CASI ½ TAZA.
Nivel de picor: Picante

Salsa antillana de pimientos picantes

En nuestros viajes por el Caribe encontramos muchas variedades de esta salsa básica picante. Haga su propia salsa picante. Ponerle un poquitín de salsa picante a la comida es siempre una buena forma de reemplazar los condimentos salados o que engordan.

1 taza de chalotes en picadillo
2 dientes de ajo picaditos
1 pimiento habanero, sin semillas ni tallos y bien picaditos (ó 3 jalapeños o serranos)
2 cucharadas de aceite de oliva
½ cucharadita de sal
3 cucharadas de zumo de lima fresco
de taza de agua hirviendo

Mezcle los chalotes, el ajo, el chile, el aceite y la sal en un tazón. Añada y mezcle el zumo de lima y el agua hirviendo. Deje la salsa en reposo por una hora. Agítela bien antes de usar. Guárdela en un tarro de cristal y refrigérela.

DA 1½ TAZAS.
Nivel de picor: Picante

Salsa de pimiento del congo

El pimiento del congo es un habanero extremadamente picante procedente del este del Caribe. Dave recibió esta receta en Puerto España en Trinidad y Tobago de Ramesh Ghanh, de un cocinero de descendencia hindú que cocina en las Antillas en un restaurante chino. Ramesh usa 300 pimientos congos para hacer un galón de salsa. Con mucho cuidado, hemos reducido la receta a una cantidad más razonable. También puede usarse como un aceite para dar fricciones.

1 taza de aceite vegetal
15 pimientos congos grandes (o habaneros) sin semillas ni tallos, hechos puré en una procesadora de alimentos con ½ cucharadita de aceite.

En una cacerola caliente el aceite hasta hervir, añada el puré de pimientos y apague el fuego. Deje la mezcla en reposo por 30 minutos o más.

DA 1½ TAZAS.
Nivel de picor: Extremadamente picante

Vinagre vivaz de vino tinto

El vinagre ha tenido, por mucho tiempo, fama de poseer propiedades curativas. Algunos remedios folclóricos dicen que un poquito de vinagre todos los días mejora la vista, los oídos y las funciones mentales.

¾ de taza de ramitos de albahaca fresca, lavadas y secadas
De 3 a 7 chiles rojos picantes (como pequines o chiltepines)
1 pinta de vinagre de vino tinto de buena calidad
1 botella de un material no metálico, que pueda contener más de 1 pinta

Ponga la albahaca y los pimientos en una olla que no sea de metal. Eche el vinagre y caliente pero no hierva. Deje que la mezcla se enfríe un poco antes de echarla en la botella. Cubra la apertura de la botella, sin apretar demasiado—recuerden no usar nada que sea de metal—y déjele reposar por diez días.

DA ALGO MÁS DE 1 PINTA.
Nivel de picor: Varía

Condimento de vitaminas C y A

El nombre de esta receta describe las maravillosas vitaminas que abundan en este plato. ¿Para qué tomar suplementos cuando puede deleitarse y a la vez llenar los requisitos nutritivos diarios?

1 naranja descascarada y cortada en cuadritos
1½ tazas de melón dulce (*honeydew melon*) en cuadritos
1½ tazas de cantalupe en cuadritos
½ taza de cebolla roja en cuadritos
¼ de taza de albahaca fresca picadita
1 cucharada de aceite de alazor
2 cucharadas de zumo de lima fresco
1 cucharada de zumo de limón fresco
1 cucharada de menta fresca bien picadita
2 cucharadas de cáscara de naranja rallada
1 jalapeño en picadillo, sin semillas ni tallos
sal a gusto

Ponga todos los ingredientes en un tazón y mézclelos bien. Déjelos reposar a la temperatura ambiente por al menos una hora antes de servir.

DA 3 TAZAS.
Nivel de picor: Mediano

Condimento *chutney* de pimiento y pera

Este chutney le añadirá un gran sabor a cualquier plato. Es especialmente delicioso cuando se sirve con salmón asado. También puede usarse con todo tipo de platos al curry.

1 taza de jalapeños bien picaditos
1 libra de peras maduras mondadas, deshuesadas y picadas
1 libra de tomates maduros, mondados, sin semillas y picados
1 taza de cebolla picadita
½ taza de vinagre de sidra
½ taza de azúcar morena (*brown sugar*)
2 cucharadas de jengibre fresco rallado
½ cucharadita de mostaza seca
1 cucharadita de hojuelas de pimientos rojos rallados

Ponga todos los ingredientes en una olla y mézclelos bien. Póngase a hervir, baje el fuego y cocínese a fuego lento. Revuelva con frecuencia por una hora o hasta que la mezcla esté bien espesa. Déjese refrescar, póngase en envases con tapa, y guárdese en el refrigerador o el congelador.

DA 3 TAZAS.
Nivel de picor: Mediano

Delicioso adobo agrio

Es muy difícil que no le encante un adobo que tenga los sabores de cítricos como el limón y la lima. El estragón le añade un toque gourmet. Úselo para adobar vegetales al pincho o agréguelo al tofu o al tempeh antes de asar.

1 taza de aceite de oliva
2 cucharadas de zumo de limón fresco
2 cucharadas de zumo de lima fresco
2 chalotes picaditos

1 cucharadita de estragón fresco bien picadito
2 cucharaditas de mostaza granulada
2 cucharaditas de chiles rojos de Nuevo México
$^1/_2$ cucharaditas de sal
$^1/_4$ de cucharadita de pimienta negra en polvo

En un tazón de cristal bata todos los ingredientes. Ponga la mezcla en el refrigerador por lo menos dos horas antes de usarla para que las especias se mezclen bien.

DA $1^1/_4$ TAZAS.
Nivel de picor: Mediano

Salsa picante de berenjena con jengibre

Este plato no sólo es delicioso sino que tiene el beneficio adicional del ajo, que se cree tiene el poder de limpiar el sistema de agentes dañinos y reducir la presión sanguínea. Sirva con galletitas de ajonjolí, vegetales picaditos y pan pita.

1 berenjena grande
2 ó 3 dientes de ajo
3 cucharadas de vermouth seco
2 cucharadas de salsa de soya
2 cucharadas de jengibre fresco picadito
2 cucharadas de cilantro fresco picadito
1 cucharada de aceite de pimiento de Asia
1 cucharada de semillas de ajonjolí
1 cucharada de hojuelas de pimiento rojo
sal a gusto
semillas de ajonjolí
páprika
1 ramito de cilantro

Caliente el horno a 350°F. Pinche la berenjena varias veces con un cuchillo afilado. Hornéela envuelta en papel de aluminio por una hora o hasta que esté bien blanda. Sáquela del horno, déjela enfriar y quítele el tallo. Córtela en pedazos grandes. No le quite la cáscara. Deje aparte las semillas de ajonjolí, la páprika, y el ramito de cilantro. Ponga el resto de los ingredientes en un procesador o licuadora. Añádale la berenjena y mezcle hasta que se haga una mezcla suave. Eche el puré en un tazón. Adórnelo con las semillas de ajonjolí, la páprika y el ramito de cilantro.

DA 1½ TAZAS.
Nivel de picor: Mediano

Salsa de chipotles mexicanos para vegetales

Esta salsa contiene chipotles, que son en realidad jalapeños ahumados.

4 tazas de agua
12 chipotles secos sin semillas ni tallos
1 taza de azúcar moscabada
sal a gusto
2 tazas de vinagre de vino
⅓ de taza de aceite de oliva
4 libras de cebolla picadita
1 cabeza de ajo entera, seccionada y descascara
¼ de cucharadita de tomillo seco
¼ de cucharadita de orégano seco
1 hoja de laurel
1 taza de crema agria
1 taza de mayonesa
1 cucharada de zumo de limón

1 libra de zanahorias, descascaradas y cortadas en tiras
1 mano de apio recortado y cortado en tiras

Mezcle el agua, los pimientos, el azúcar, y la sal en una cacerola y póngala a fuego lento hasta que los pimientos empiecen a rehidratarse y las cáscaras puedan quitarse fácilmente. Después que estén mondados, añada el vinagre. Quite la olla de la estufa y añádale el aceite de oliva, las cebollas, el ajo, la media cucharadita de sal y las otras especias. Separe cuatro de los chipotles y ponga el resto en tarros de cristal en el refrigerador. Estos serán usados después. En una licuadora, haga un puré con los cuatro pimientos y dos cucharadas de la mezcla en que los cocinó. En un tazón pequeño mezcle el puré de pimientos, la crema agria, la mayonesa y el zumo de limón. Sírvala con sus vegetales favoritos.

DA DE 10 A 12 RACIONES.
Nivel de picor: Mediano

Las ensaladas y los aperitivos

Fiesta de ajo grande

¿Están listos para aprender más sobre el ajo? El ajo es bueno para el corazón y se cree que fortalece el sistema de inmunidad. El ajo es además un preventivo químico, porque contiene azufre, un agente natural que combate el cáncer.

8 cabezas de ajos grandes (*elephant garlic*)
¼ de taza de margarina

2 cucharadas de chile de Nuevo México en polvo
4 ramitos de romero fresco
8 tortillas de harina cortada en triangulitos

Descascare al ajo dejando las cabezas íntegras. Coloque las cabezas en papel de aluminio preparado en doble capa. Ponga la margarina en una taza grande que no sea de metal y caliente en el horno de microondas en incrementos de 15 segundos hasta que se derrita. Sáquela del microondas y añádale el chile en polvo y el romero. Unte los ajos con la margarina y envuélvalos bien en el papel de aluminio. Áselos al carbón por 45 minutos volteándolos de vez en cuando, o al horno a una temperatura de 300°F por una hora. Sirva 1 cabeza de ajo por persona. Dígale a sus invitados que expriman el ajo cocido en las tortillas.

DA 8 RACIONES.
Nivel de picor: Mediano

Pesto de chiles rellenos con setas y nueces de nogal

Esta receta está en el lado de comidas más pesaditas, y es una buena selección para cuando uno quiere uno darse un gusto de forma saludable. El relleno también puede usarse como una deliciosa salsa o pasta para untar.

8 chiles poblanos medianos, asados, mondados y deshuesados, pero con sus tallos
4 tazas de hojas de albahaca
½ taza aceite de oliva
¼ de taza de nueces de pino
¼ de taza de nueces de nogal picaditas

16 setas frescas cortadas en cuatro
4 dientes de ajo
1 cucharada de sal
4 onzas de queso crema bajo en grasas, ablandado
⅔ de taza de queso parmesano fresco rallado

Dejando el mismo espacio entre cada uno, coloque los poblanos en una bandeja de hornear y déjelos a un lado. Mezcle la albahaca, el aceite, las nueces, las setas, el ajo y la sal en una licuadora y haga un puré muy suave. Vierta la mezcla en un tazón y mezcle con el queso crema y el parmesano. Mezcle bien. Llene los poblanos con el pesto y póngalos en el refrigerador por lo menos 1 hora. Caliente el horno a 400°F. Hornee por 12 minutos, o hasta que estén bien calientes.

DA 8 RACIONES.
Nivel de picor: Mediano

Ensalada sabrosísima

Esta ensalada fabulosa es saludable y sabrosa. Si quiere puede usar otros frijoles para variarla.

1 lata (16 onzas) de frijoles negros, lavados y escurridos
1 pimiento rojo o verde, sin semillas o tallo y picadito
½ taza de tomate fresco, sin cáscara ni semillas y picadito
2 cebollinos picaditos
2 chiles poblanos asados, sin cáscaras, semillas o tallos, y picaditos
1 cucharada de cilantro fresco picadito
1 cucharada de aceite de maíz

1 cucharada de zumo de lima fresco
¼ de cucharadita de sal
⅛ de cucharadita de pimienta negra molida

Ponga los frijoles en un tazón. Añádale el pimiento, el tomate, los cebollinos, los poblanos y el cilantro. Mezcle bien.

En otro tazón, bata el aceite de maíz, el zumo de limón, la sal y la pimienta. Rocíe la salsa en la ensalada de frijoles y revuelva levemente.

DA 4 RACIONES.
Nivel de picor: Mediano

Ensalada de brécol

El brécol crudo es muy atractivo para las ensaladas, y delicioso lo mismo crudo que cocinado. Este es un buen plato para preparar por adelantado, y es una alternativa divertida a la ensalada de mesa tradicional.

1⅓ cucharadas de aceite de vegetal
1 taza de vinagre de vino de arroz
2 cucharadas de azúcar
½ cucharadita de sal
½ cucharadita de albahaca seca
¼ de cucharadita de orégano seco
1 diente de ajo en picadillo
3 tazas de brécol
2 chiles serranos o jalapeños, sin semillas ni tallos y picaditos

¾ de taza de pimiento rojo picado
¾ de taza de olivas en rebanadas

Mezcle el aceite, el vinagre, el azúcar, la sal, la albahaca, el orégano y el ajo, en un jarro de cristal con tapa. Agítelo bien hasta que el azúcar se diluya y póngalo a un lado. Ponga el brécol y los pimientos en un tazón de cerámica. Agite la salsa otra vez, póngasela a los vegetales, revuelva ligeramente, cubra la ensalada, y póngala en el refrigerador por dos horas o hasta el otro día.

Antes de servirla, añada las aceitunas y los pimientos y mezcle de nuevo.

DA 4 RACIONES.
Nivel de picor: Ligero

Ensalada de fruta fría y caliente

En esta ensalada, la jugosa piña, el coco fresco, los deliciosos mangos, la guayaba y las bananas se combinan con el picante afrutado de los habaneros, en una explosión tropical de vitaminas y capsicina.

1 piña fresca sin el centro y cortada en pedazos
3 cucharadas de ron (opcional)
¼ de taza de azúcar moscabada
El zumo de 1 lima
2 bananas en rebanadas
2 mangos picados
2 guayabas maduras picadas
½ pimiento habanero sin semillas ni tallos, picado
5 cucharadas de coco fresco rallado
½ cucharadita de nuez moscada fresca rallada

En un tazón que no sea de aluminio, eche la piña, el ron y el azúcar. Mezcle bien, cúbralo y refrigere por una hora.

Saque la mezcla de piña del refrigerador y añádale el zumo de lima, las bananas, las mangos, las guayabas y el pimiento habanero. Decórelo con coco rallado y nueces.

DA 4 RACIONES.
Nivel de picor: Picante

Gado-gado de Bali

Esta ensalada procedente de la isla de Bali es una comida en sí. Tradicionalmente, es una combinación de una gran variedad de vegetales crudos y medio cocidos, que se acomodan en capas, y se sirven con salsa picante de maní.

Salsa de maní

1 taza de mantequilla de maní, cremosa o crujiente
½ taza de agua
1 ó 2 chiles de pájaro (chiltepines), sin tallos, y bien picaditos (o use pequines o pimientos de Cayena)
¾ de cucharadita de ajo en polvo
2 cucharaditas de azúcar moscabada
2 cucharadas de salsa de soya oscura
1 cucharada de zumo de limón o de lima
½ taza o 1 taza entera de leche de coco enlatada, baja en grasas

Ensalada

1½ libra de *mung bean sprouts* (brotes de frijoles de soya, descabezados)

$^1/_2$ libra de habichuelas verdes cortadas en tiras finitas
1 coliflor pequeña, use las flores y ramitos
3 huevos duros, sin cáscara y cortados en cuatro
3 papas grandes, cocidas y partidas en ruedas de de pulgada cada una 1 pepino grande, mondado y cortado en ruedas delgadas

Ponga la mantequilla de maní y el agua en una olla y revuelva a fuego lento hasta que todo esté bien mezclado. Saque del fuego y añádale el resto de los ingredientes para la salsa. Eche los frijolitos de soya en agua hirviendo y sáquelos rápidamente, cuele y escurra bajo el agua del grifo. Por separado, hierva, cocine al vapor, o en el microondas caliente las habichuelas, las zanahorias, y la coliflor hasta que estén tiernos. Enjuáguelos con agua fresca para enfriarlos. Acomode los vegetales en secciones separadas en una fuente grande, con los huevos y las ruedas de papas en el centro y los pepinos alrededor de la orilla de la fuente. Sirva frío con una cucharada de la salsa de maní sobre cada plato individual de la ensalada.

DA 8 RACIONES.
Nivel de picor: Mediano

Ensalada de naranja y jícama salpicada con pimiento rojo

Esta alegre ensalada, además de ser un saludo a las frutas auranciáceas, incluye la jícama, que ha estado ganando popularidad fuera del suroeste de los Estados Unidos.

2 naranjas
1 jícama pequeña, descascarada y cortada en cuadritos de media pulgada
¾ de taza de apio picadito
1 cebolla roja pequeña, sin cáscara y picada en ruedas finitas
4 botones de setas crudas picadas
1 lima fresca
4 cucharaditas de pimiento en polvo

Monde las naranjas y córtelas en ruedas finitas. Reparta las ruedas entre los cuatro platos individuales, y acomódelas de manera que una rueda descanse sobre parte de la otra. Mezcle la jícama, el apio, las ruedas de cebolla y las setas y ponga esta mezcla sobre las ruedas de naranja. Exprima zumo de lima en cada ensalada y rocíe una cucharadita de pimiento en polvo. Puede usar también una mezcla de zumo de lima y aceite de oliva como aliño.

DA 4 RACIONES.
Nivel de picor: Mediano

Las sopas

Gazpacho antillano

El gazpacho es una sopa fría que procede de la tradición culinaria española. Sin embargo, nos hemos tomado la libertad de ampliar el concepto incluyendo algunas frutas caribeñas ricas en vitaminas. El resultado ha sido una sopa al estilo antillano—fría, refrescante y picante.

2 tazas de jugo de piña o papaya
2 tazas de jugo de tomate
¾ de papaya casi madura en trozos, sin la piel
¾ piña fresca en trozos
⅓ de taza de cada uno de los siguientes pimientos, bien picaditos: verdes, rojos y anaranjados
½ taza de pimientos Scotch bonnet o habaneros frescos, sin semillas o tallos
1 cucharada de zumo de lima
1 cucharada de cilantro fresco picadito
½ cucharadita de granos de pimienta negra molidos

Ponga todos los ingredientes en una licuadora y mezcle por 5 segundos. Ponga la mezcla en el refrigerador por 3 horas. Sirva la sopa en platos de sopas refrigerados.

DA DE 4 A 6 RACIONES.
Nivel de picor: Mediano

Sopa de nectarinas sin grasa

Lo picante y lo frío se combinan muy bien en esta sopa fría. Esta es una selección verdaderamente saludable para una calurosa noche de verano.

8 nectarinas medianas, mondadas y sin semillas
1 yogur sin grasa de 12 onzas
1 taza de vino Riesling
2 cucharadas de vino oporto

2 cucharadas de chile de Nuevo México en polvo
¼ de cucharadita de jengibre molido
Hojitas de menta para adornar el plato

Corte siete de las nectarinas en cubitos pequeños. Corte la nectarina restante en cuatro secciones y póngala en el refrigerador para usarla después como adorno.

En un procesador de alimentos haga un puré con los cubitos. Añada el resto de los ingredientes, con excepción de la menta, y bata hasta que estén bien mezclados. Refrigere la mezcla entre 4 a 6 horas. Sírvala en platos que ha enfriado en el refrigerador, y adorne con las lascas de nectarinas y las hojitas de menta.

DA 4 RACIONES.
Nivel de picor: Mediano

Sopa de naranja y chiles habaneros

¿Quién dice que comer de manera saludable es aburrido? ¡Seguro que alguien que nunca ha comido un habanero! Esta sopa llena y deleita. Nos gusta acompañarla con algún plato de arroz y un bollo de pan fresco.

1 cucharada de aceite de oliva
4 puerros o ajetes, use sólo las partes de color blanco y verde claro, limpias y cortadas en lascas finas
6 pimientos amarillos, sin semillas y picaditos
1 pimiento habanero, sin semillas ni tallo y picadito
6 ramitos de estragón fresco
3 tazas de caldo de vegetales
Sal y pimienta a gusto

Caliente el aceite de oliva en una olla grande. Saltée los puerros por 10 minutos. Añada los pimientos amarillos, los habaneros, el estragón y el caldo. Póngalo a hervir y entonces baje el fuego y cocine a fuego lento hasta que los pimientos estén muy tiernos, en aproximadamente 20 minutos. Échele sal y pimienta. Revuelva bien.

Retire del fogón y saque los ramitos de estragón. Vierta en un procesador y haga un puré. Cuele el puré por un tamiz o criba y vierta la mezcla en la olla para calentarla otra vez. Sirva en platitos de sopa adornados con hojitas de estragón y unas gotitas de aceite de oliva.

DA 4 RACIONES.
Nivel de picor: Picante

Platos al curry

Clásico arroz al curry hindú

J. S. Pruthi, del instituto Central Food Technological Research Institute de Punjab en la India, recomienda las comidas con curry para mantener la buena salud. "Son carminativos (ayudan a eructar), ayudan la digestión y combaten la flatulencia. Por lo tanto, los polvos de curry juegan un papel importante en las artes culinarias y le dan sabor a las comidas sosas y aburridas". ¡Combinen las especias de curry con pimientos picantes y tienen un campeón!

4 cucharadas de mantequilla
2 cebollas medianas, picaditas
1 trozo de jengibre de 2 pulgadas, descascarado y picadito
3 pimientos verdes, como los serranos, sin tallos y picaditos
2 hojas de laurel o curry
¼ de taza cada uno de los siguientes vegetales: zanahorias, habichuelas verdes y judías
1½ taza de arroz de grano largo
sal a gusto
2 cucharaditas de coriandro o culantro molido
1 cucharadita de comino molido
1 cucharadita de garam masala de mercado (se puede encontrar en tiendas o mercados de productos hindúes)
1 cucharadita de pimienta de Cayena
½ cucharada de cúrcuma
3 tazas de caldo de vegetales
6 huevos duros cortados a la mitad
¼ de taza de hojitas de cilantro o menta

En una sartén grande, caliente la mantequilla un minuto y añádale las cebollas y sofría hasta que se doren, en aproximadamente 8 minutos. Añada el jengibre, las hojitas de laurel y los vegetales, y sofría por 3 minutos más.

Añada el arroz y continúe cocinando, volteándolo constantemente por 2 minutos.

Añada la sal, el coriandro o culantro, el comino, el garam masala, la Cayena, la cúrcuma, y el caldo. Mezcle bien, hiérvalo, y luego baje el fuego, cúbralo y cocine a fuego lento por 15 minutos.

Retire la sartén de la hornilla, cúbrala y deje reposar por 10 minutos.

Adorne el arroz con las mitades de huevo y el cilantro. Sáquele las hojas de laurel o curry.

DA 4 RACIONES.
Nivel de picor: Mediano

Coliflor al curry estilo caribeño

Este curry lo trajeron los inmigrantes y lo modificaron. Puede cambiar o mezclar con zanahorias, papas, quimbombó, guisantes verdes, o judías verdes con la coliflor.

2 libras de coliflor limpio, desmenuzado en florecillas
¼ de taza de aceite de canola
½ cucharadita de semillas de mostaza negra
½ cucharada de jengibre fresco picado
¼ de taza de cebolla bien picadita
pizca de sal
½ cucharadita de curcuma
1 tomate mediano, bien picadito
½ pimiento habanero sin semillas ni tallo, y bien picadito
½ cucharadita de comino molido
½ cucharadita de azúcar
4 hojas grandes de cilantro picaditas (3 cucharadas)

Cocine la coliflor en agua hirviendo por 1 minuto y escurra. Caliente el aceite en una olla grande. Añádale las semillas de mostaza, las semillas de comino, el jengibre, y la cebolla y cocine por 1 minuto removiéndolo constantemente. Añada la sal y la curcuma y cocine otros 3 ó 4 minutos, volteando constantemente. Añada la coliflor, el tomate, el pimiento, el comino molido, el azúcar y el cilantro, y cocine a fuego lento por espacio de unos 5 minutos, hasta que la coliflor este bien empapada del sofrito, pero aún firme.

DA ENTRE 6 Y 8 RACIONES.
Nivel de picor: Picante

Berenjena con curry indonesio

Esta es una receta muy saludable que viene de las islas de las Especias, y que demuestra que hay muchos tipos de curry. La berenjena debe de estar acabadita de madurar.

1 berenjena de una libra, mondada y cortada en rebanadas de entre media y una pulgada
¼ de taza de aceite vegetal
½ cebolla pequeña picadita
2 dientes de ajo picaditos
2 cucharaditas de curry en polvo importado
1 cucharadita de sambal indonesio (pasta de pimiento que se encuentra en mercados especializados en productos asiáticos)
1 taza de leche de coco sin grasa
1 hoja de laurel
1 hoja de lima tipo kaffir, molida
2 tallos de limoncillo con bulbo, desmenuzados
1 cucharadita de pasta de camarones
½ cucharadita de sal
½ cucharadita de azúcar

Remoje las rebanadas de berenjena en agua con sal por 30 minutos. Sáquelas, séquelas y fríalas en 2 cucharadas de aceite hasta que estén doraditas, de 3 a 4 minutos. Sáquelas, escurran la grasa en un papel toalla y póngalas a un lado.

Caliente las otras dos cucharadas de aceite, añada la cebolla y el ajo, y sofría por 8 minutos, o hasta que la cebolla esté blandita. Añada los ingredientes restantes y cocine a fuego mediano por 5 ó 6 minutos.

Añada las ruedas de berenjena y cocine sin tapar a fuego medio por 3 o 4 minutos o hasta que la salsa espese y la berenjena se ablande, pero no deje que se desmenuce.

DA 4 RACIONES.
Nivel de picor: Medio

Platos principales

Pesto de pimiento verde sobre pasta de pimiento rojo

Hay varios fabricantes que venden pastas italianas hechas con pimientos rojos. Si no puede encontrar este tipo de pasta, ¡simplemente cree la suya agregándole pimiento rojo en polvo a la receta de pasta!

5 pimientos verdes de Nuevo México, asados, sin cáscara, tallos o semillas, y picaditos

½ pimiento rojo asado, mondado, sin semillas y sin tallo, picadito
3 dientes de ajo picaditos
1 taza de hojitas de cilantro o perejil italiano
½ taza de piñones asados
1 cucharadita de zumo de limón
2 cucharadas de aceite de oliva
1 libra de pasta de pimiento rojo, preparada al dente en agua con sal
1 taza de queso romano rayado

En un procesador, mezcle ambos tipos de pimiento, el ajo, el cilantro, las nueces, el zumo de lima y el aceite de oliva, hasta hacer un pesto de consistencia espesa.

Revuelva la pasta y el pesto y espolvoree con queso romano.

DA 4 RACIONES.
Nivel de picor: Medio

Frijoles cocidos con chipotles

Casi siempre los frijoles pintos se mezclan con los chipotles. Pruebe estos frijoles norteños mexicanos como un acompañante picante y sabroso.

3 latas de pimientos chipotles en salsa de adobo, quítele los tallos y píquelos bien; guarde 2 cucharadas del adobo
1 cebolla grande picadita
2 dientes de ajo picaditos
1 cucharada de aceite vegetal

2 cucharaditas de pimiento de Nuevo México en polvo
½ taza de ketchup
½ taza de cerveza o agua
¼ de taza de azúcar moscabada
1 cucharadita de mostaza seca
3 tazas de frijoles norteños cocidos

Caliente el horno a 325°F.

Sofría los chipotles, la cebolla, y el ajo en el aceite por 5 minutos, hasta que la cebolla esté tierna.

Coloque con el resto de los ingredientes en un molde para hornear y mézclelo todo bien. Tape y hornee los frijoles por 2 horas o hasta que los frijoles estén tiernos y cubiertos con la salsa. Añada un poquito de agua si se seca demasiado.

DA 6 RACIONES.
Nivel de picor: Picante

Platos acompañantes

Habichuelas (ejotes) verdes con chipotles

Los chipotles, o jalapeños disecados ahumados, se han convertido en uno de los sabores más populares en el mercado. Nos fascina su sabor picante y ahumado, y su alto contenido de vitaminas.

1 libra de habichuelas, cortadas a la mitad
2 cucharadas de aceite de alazor
2 dientes de ajo, picaditos
2 chipotles en salsa de adobo, picaditos
el zumo de 2 limones
Perejil para adornar

Cocine las habichuelas al vapor hasta que estén un poco suaves pero medio duritas. En una sartén grande, caliente el aceite y sofría el ajo. Añada los chipotles y revuelva. Agregue las habichuelas y sofría por 45 segundos. Saque la sartén del fuego y exprima el zumo de los limones sobre las habichuelas. Adereze con el perejil y sirva.

DA 6 RACIONES.
Nivel de picor: Medio

Arroz pilaf picante y saludable

Este plato del Cercano Oriente llegó de alguna manera al suroeste de los Estados Unidos, donde se encontró con el pimiento serrano y se convirtió en uno de nuestros acompañantes picantes favoritos.

2 tazas de arroz de grano largo
2 cucharadas de mantequilla o aceite vegetal
1 cebolla pequeña, bien picadita
6 serranos verdes, sin tallos o semillas
2 dientes de ajo, picaditos
4 tazas de caldo vegetal

Caliente el horno a 350°F.

Saltee el arroz en la mantequilla por 2 minutos. Agréguele la cebolla y continúe salteando hasta que la cebolla se ablande y el arroz este doradito, pero no lo deje quemar, aproximadamente 5 minutos.

En una licuadora, haga un puré con los pimientos, el ajo y un poco caldo hasta que esté cremoso. Añádale esta mezcla al arroz y siga cocinándolo a fuego lento por 5 minutos.

Añada el resto del caldo gradualmente mientras revuelve, y pase la mezcla a una fuente de hornear. Cubra la fuente y hornee por 45 minutos. Antes de servir, separe un poco los granos de arroz usando un tenedor. Si destapa la fuente 15 minutos antes de sacar del horno, el arroz será más fácil de separar.

DA 6 RACIONES.
Nivel de picor: Mediano

Sopa seca de garbanzos

El término "sopa seca", se debe a que en realidad esta receta es una variante del arroz español, que fue llevado a México por los colonizadores españoles, y con el tiempo llegó al suroeste de los Estados Unidos. En algunas versiones modernas se utilizan fideos enrollados en lugar del arroz, y los fideos se parten en pedacitos del tamaño de los granos de arroz.

½ taza de chiles de Nuevo México, picaditos
1 cebolla mediana, picadita
1 diente de ajo, cortado en trocitos
3 cucharadas de aceite vegetal
1 taza de arroz blanco de grano largo

2 tazas de caldo de vegetales
1 taza de tomates bien picaditos
1 taza de garbanzos enlatados, bien escurridos
sal y pimienta a gusto

Caliente el horno a 350°F.

Sofría los pimientos, la cebolla y el ajo en el aceite por 5 minutos hasta que las cebollas se ablanden. Añada el arroz y cocine a fuego lento hasta que el arroz esté medio dorado. Agregue el caldo y los tomates y suba el fuego y ponga a hervir.

Pase la mezcla a una fuente de hornear, tápela y hornee 45 minutos. Destape la tapa 10 minutos antes de sacar del horno si quiere un arroz fácil de separar. Añádale los garbanzos y revuelva los últimos 5 minutos de cocción. Échele sal y pimienta a gusto.

DA 4 RACIONES.
Nivel de picor: Ligero

Rellenos de vegetales a la mexicana

Los capullos de calabaza son un ingrediente común en las recetas mexicanas. ¡Búsquelos en su mercado latinoamericano más cercano; si no los tienen es posible que puedan conseguírselos. Estos capullos tienen un sabor exquisito.

2 cucharadas de mantequilla
2 cucharadas de aceite vegetal
1 taza de zanahoria, picada en trozos
1 taza de cebolla, picadita
3 tazas de chayote o zucchini picadito

½ taza de granos de maíz
1 taza de capullos de calabaza, picaditos
½ cucharadita de sal
¼ de cucharadita de pimienta negra molida
1 taza de leche
½ taza de queso blanco o Monterrey Jack
10 chiles poblanos asados, mondados, y sin semillas o tallos
⅔ de taza de crema (opcional)

Caliente la mantequilla y el aceite en una sartén y échele las zanahorias, la cebolla, el chayote, el maíz y saltee dos minutos. Añádale los capullos o botones, la sal y pimienta y continúe salteando hasta que la sartén esté casi seca.

Agregue la leche, y caliente hasta hervir, baje el fuego, y cocine a fuego lento hasta que la mezcla espese, de 4 a 5 minutos. Añada y revuelva el queso y quite la sartén de la hornilla.

Rellene los pimientos con la mezcla usando una cucharita. Colóquelos en una fuente caliente y ponga una cucharada de crema encima de cada pimiento. Sírvalos calientitos.

DA 5 RACIONES.
Nivel de picor: Mediano

Ratatouille antillano

Este es un plato francés vegetariano llevado a la isla de Martinica. ¡Es rico en vitaminas C y A, y tiene mucho ajo! Sírvalo caliente o frío con una ensalada y pan fresco crujiente para remojar todos los deliciosos jugos del plato.

½ taza de aceite vegetal
3 cebollas medianas picaditas
3 dientes de ajo machacados
2 pimientos verdes, sin semillas y cortados en ruedas
½ libra de calabaza, descascarada y picadita en cuadritos de 1 pulgada
¼ de libra de papaya verde sin cáscara y picadita en cuadritos de 1 pulgada
½ libra de berenjena sin cáscara y picadita en ruedas de ½ pulgada
¼ de un pepino, mondado y cortado en rebanadas
2 pimientos Scotch bonnet o habaneros, sin semillas ni tallos y bien picaditos
½ libra de tomate descascarado, sin semillas y picadito
1 cucharada de tomillo seco, o 2 ramitos de tomillo fresco
½ cucharadita de romero seco o 1 ramito fresco
2 cucharaditas de albahaca seca o 3 ramitos frescos
2 cucharaditas de perejil fresco, picadito
sal y pimienta a gusto

Caliente el aceite vegetal en una sartén grande y pesada. Añada la cebolla, el ajo y los pimientos verdes. Baje el fuego y sofría por 2 minutos.

Añada el resto de los ingredientes, menos el perejil, la sal y la pimienta negra. Tape y cueza la mezcla a fuego lento entre una hora u hora y media, o hasta que todos los sabores se hayan mezclado. Adereze con el perejil y sazone a gusto. Esta mezcla se puede servir sobre arroz.

DA 6 RACIONES.
Nivel de picor: Picante

Calabacitas de Nuevo México

Esta receta incluye tres tipos de vegetales autóctonos usados por los indios de la América del Norte: siembra nativa de América, el zapallo, el maíz, y el pimiento. Es uno de los platos más populares en Nuevo México, y por ser muy colorido se sirve como acompañante de una gran variedad de comidas.

2 zapallos picados en cubitos
½ taza de cebolla picadita
4 cucharadas de mantequilla o margarina
½ taza de chiles verdes de Nuevo México picaditos
2 tazas de granos de maíz fresco
1 taza de leche
½ taza de queso Monterrey Jack rayado

Dore el zapallo en la mantequilla y la cebolla hasta que estén tiernos, cerca de 8 minutos.

Añada el chile, el maíz y la leche. Cocine a fuego lento por 15 ó 20 minutos para mezclar bien los sabores. Échele el queso y caliente hasta que éste se derrita.

DA DE 4 A 6 RACIONES.
Nivel de picor: Mediano

Papas a la barbacoa con chiles guajillo

Esta receta, que encontramos en Tlaxcala, México, es una saludable variación de la ensalada de papa caliente, y está repleta de chiles, especias, y hierbas.

4 chiles guajillo sin semillas ni tallos
3 cucharadas de aceite

1 taza de cebolla picadita
3 dientes de ajo, bien picadito
¼ de cucharadita de canela molida
2 clavos de olor enteros, molidos en un procesador de alimentos
½ cucharadita de orégano mexicano
½ cucharadita de sal
2 hojas de laurel
½ taza de menta fresca molida
4 tazas de papas picadas en cubitos de media pulgada

Desmenuce los pimientos en trozos largos y póngalos en una cacerola. Cúbralos con agua hirviendo y déjelos rehidratar por 20 minutos. Vierta la mezcla en una licuadora y haga un puré cremoso. Deje a un lado.

Caliente el aceite en una sartén mediana y dore las cebollas y el ajo por 1 minuto. Agregue el puré de pimiento y añada la canela, los clavos molidos, el comino, el tomillo, el orégano, la sal, las hojas de laurel y la menta. Cocine a fuego lento por 2 minutos. Si la mezcla empieza a espesarse demasiado, añádale varias cucharadas de agua.

Añada las papas y cubra con la mezcla de pimiento, tape y siga cocinando a fuego lento por 15 ó 20 minutos, o hasta que las papas se ablanden. Quite las hojas de laurel y sirva.

DA 4 Ó 5 RACIONES.
Nivel de picor: Mediano

Panes sabrosos

Panecillo de pimiento sabroso

Prepare una buena cantidad de estos panecillos para el "brunch" (desayuno-almuerzo), y deles los que sobren a sus invitados para que los usen en emparedados o bocadillos. Se pueden congelar y se conservan muy bien.

2 tazas de harina
1 cucharadita de sal
1 cucharada de polvo de hornear
⅓ de taza de chiles verdes de Nuevo México asados, sin cáscara y picaditos
2 dientes de ajo machacados
1 taza y 2 cucharadas de crema batida

Caliente el horno a 425°F.

En un tazón grande, mezcle la harina, la sal y el polvo de hornear. Añádale los pimientos, el ajo y 1 taza de crema; revuelva o bata hasta que se forme una masa suave. Extienda la masa sobre una superficie espolvoreada con harina y amase 10 veces o hasta que la masa forme una bola.

Divida la masa en 2 partes iguales. Ponga en un molde sin engrasar y dele unos golpecitos a cada pedazo hasta que formen un círculo de 10 pulgadas cada uno. Unte las dos cucharadas de crema restantes en la masa. Hornee por 15 minutos o hasta que los panes estén doraditos. Corte cada círculo en 8 rebanadas antes de servir.

DA 16 PANECILLOS.
Nivel de picor: Ligero

Pan de piña y banana

Este sabroso pan de frutas abunda en potasio y vitamina C. Este es un delicioso postre bajo en grasas que también es bueno para su salud.

1 ⅔ taza de harina de trigo integral
1 cucharadita de bicarbonato
½ cucharadita de sal
½ taza de margarina ablandada
1 taza de azúcar
2 huevos
1 cucharadita de extracto de vainilla
1 taza de bananas pisadas
½ taza de piña en trozos
3 pimientos verdes picaditos sin semillas ni tallos
1 taza de leche desgrasada
1 cucharada de zumo de limón
½ taza de nueces picaditas

Caliente el horno a 350°F. Engrase un molde para hornear panes de 9 x 5 pulgadas, y déjelo a un lado.

En un tazón mezcle la harina, la soda para hornear, y la sal. En otro tazón grande bata la margarina, el azúcar, los huevos, y la vainilla con una mezcladora eléctrica hasta que esté espumosa. Poco a poca vaya añadiendo la mezcla de harina en el tazón de la mezcladora, luego agregue las bananas, la piña, los pimientos y la leche. Al final échele el zumo de limón y las nueces y continúe mezclando unos 30 segundos más. Eche la masa en el molde de pan. Hornee por 1 hora o hasta que ponga un escarbadientes en el centro y éste salga limpio.

DA 1 HOGAZA DE PAN.
Nivel de picor: Mediano

Panecitos de calabaza y pimiento

Este pan, lleno de vitaminas y minerales, es un fogoso deleite para el otoño.

2/3 de taza de leche sin grasa
1 taza de calabaza cocida y majada o de lata
2 cucharadas de cáscara de naranja en polvo
2 cucharadas de polvo de chile de Nuevo México
1/3 de taza de azúcar moscabada
1/2 cucharadita de sal
1/3 de taza de mantequilla o margarina
1 paquetito de levadura seca diluida en 1/4 de taza de agua caliente
4 ó 5 tazas de harina de trigo integral
1 taza de pasas

Hierva la leche y deje que se enfríe. Eche la calabaza, la cáscara de naranja, el pimiento en polvo, el azúcar moscabado, la sal y la mantequilla en un tazón grande y mezcle bien.

Añada la mezcla de levadura y 2 tazas de harina y mezcle bien. Vaya mezclando más harina poco a poco hasta que la masa tenga suficiente consistencia para poder amasarla. Amásela sobre una tabla espolvoreada con harina hasta que la masa tenga una consistencia suave y elástica. Agregue las pasas y mezcle bien.

Ponga la masa en un tazón engrasado con mantequilla, cubra y deje crecer la masa hasta que tenga el doble de volumen, aproximadamente después de una hora y media.

Golpee la masa para bajarla y póngala sobre la tabla enharinada. Divídala en 12 porciones iguales. Coloque cada pedacito en un molde para panecillos engrasado, cúbralos, y deje que crezcan por unos 45 minutos, hasta que hayan alcanzado el doble de su tamaño original.

Caliente el horno por adelantado a 400°F y hornee por 20 minutos o hasta que estén medio doraditos. Úntelos con mantequilla al sacar del horno, mientras estén calientes.

DA 12 PANECILLOS.
Nivel de picor: Mediano

Bibliografía

À Cyril, Joan y col. *Plantes toxiques des antilles*. Fuerte de Francia, Martinica: Editions Exbrayat, 1989.

"About BodyGuard Defense Sprays." julio 1996. *http://www.mcrlabs.com*.

Ainsley, Whitelaw. *Materia Indica: Or, Some Account of the Articles Which are Employed by the Hindoos and other Eastern Nations in Their Medicine, Arts and Agriculture*. Londres: Longman Reese, Orme, Brown and Green, 1826.

Akiyoshi, K. y col. "Role of Capsaicin-Sensitive Trigeminal Nerves in Development of Hyperactive Nasal Symptoms in Guinea Pig Model of Nasal Allergy." *Annals of Otology, Rhinology, and Laryngology* 104 (1995): 730–735.

Alarco de Zadra, Adriana. Perú: *El libro de las plantas mágicas*. Lima: 1988.

Alving, K. y col. "Capsaicin and Histamine Antagonist-Sensitive Mechanisms in the Immediate Allergic Reaction of Pig Airways." *Acta Physiologica Scandia*. 138 (1990): 49–60.

Andrews, Jean. *Peppers: The Domesticated Capsicums*. Austin: University of Texas Press, 1984.

Angell, Leah E. "New Relief for Cancer Patients." *Yale Scientific*, Fall 1994, p. 25.

Arqueta Villamar, Arturo y col. *Atlas de las plantas de la medicina tradicional mexicana*. México, D. F.: Instituto Nacional Indigenista, 1994.

Armstrong, David y Elizabeth Metzger Armstrong. *The Great American Medicine Show*. Nueva York: Prentice Hall, 1991.

Asolkar, L. V., K. K. Kakkar y O. J. Chakre. *Glossary of Indian Medicinal Plants with Active Principles*. Nueva Delhi: Publications and Information Directorate, 1992.

Atschul, Siri von Reis. *Drugs and Foods in Little-Known Plants: Notes in*

Harvard University Herbaria. Cambridge, Mass.: Harvard University Press, 1973.

Ayenzu, Edward S. *Medicinal Plants of the West Indies*. Algonac, Mich.: Reference Publications, 1981.

Baker, Margaret. *Gardener's Magic and Folklore*. Nueva York: Universe Books, 1978.

Barbanti, G. y col. "Relief of Pain Following Intravesical Capsaicin in Patients with Hypersensitive Disorders of the Lower Urinary Tract." *British Journal of Urology* 71 (1993): 686–691.

Basha, K. M. y col. "Capsaicin: A Therapeutic Option for Painful Diabetic Neuropathy." *Henry Ford Hospital Medical Journal* 39, no. 2 (1992): 138–140.

Bastien, Joseph W. *Healers of the Andes*. Salt Lake: University of Utah Press, 1987.

Bendich, Adrianne. "Carotenoids and the Immune Response." *American Journal of Clinical Nutrition* 119 (1989): 112–115.

Berger, A. y col. "Capsaicin for the Treatment of Oral Mucositis Pain." *Cancer: Principles & Practice of Oncology* 9 (1995): 1–11.

Bernstein, J. "Capsaicin in the Treatment of Dermatologic Disease." *Cutis* 39 (1987): 352–353.

Bertram, J. S. y col. "Rationale and Strategies for Chemoprevention of Cancer in Humans." *Cancer Research* 47 (1987): 3012–3031.

Block, Gladys. "Vitamin C and Cancer Prevention: The Epidemiologic Evidence." *American Journal of Clinical Nutrition* 53 (1991): 27S–82S.

Bosland, Paul W. *Capsaicin: A Comprehensive Bibliography*. Las Cruces, N.M.: Chile Pepper Institute, 1997.

Boulos, Loutfy. *Medicinal Plants of North Africa I*. Algonac, Mich.: Reference Publications, 1983.

Bowden, J. J. y col. "Sensory Denervation by Neonatal Capsaicin Treatment Exacerbates Mycoplasma Pulmonis Infection in Rat Airways." *American Journal of Physiology* 270 (1996): L393–L403.

Brain, S. D. y T. J. Williams. "Inflammatory Oedema Induced by Synergism Between Calcitonin Gene-Related Peptide (CGRP) and Mediators of Increased Vascular Permeability." *British Journal of Pharmacology* 86 (1985): 855–860.

———. "Substance P Regulates the Vasodilator Activity of Calcitonin Gene-Related Peptide." *Nature* 335 (1988): 73–75.

Breneman, D. y col. "Topical Capsaicin for Treatment of Hemodialysis-Related Pruritus." *Journal of the American Academy of Dermatology* 26 1882): 91–94.

British Medical Association. *Secret Remedies: What They Cost and What They Contain.* Londres: 1909.

———, *More Secret Remedies: What They Cost and What They Contain.* Londres: 1912.

Brzozowski, T. y col. "Role of Capsaicin-Sensitive Sensory Nerves in Gastroprotection Against Acid-Independent and Acid-Dependent Ulcerogens." *Digestion* 57 (1996): 424–432.

Buck, M. S. y T. F. Burks. "The Neuropharmacology of Capsaicin—Review of Recent Observations." *Pharmacological Reviews* 38 (1986): 179–226.

"Burning Question." *Nutrition Action Healthletter*, enero/febrero 1992, p. 4.

Cambie, R.C. y J. Ash. *Fijian Medicinal Plants.* Australia: CSIRO, 1994.

Carmichael, Kevin J. "Treatment of Herpes Zoster and Postherpetic Neuralgia. *AFP*, julio 1991.

Castleman, Michael. "Red Pepper is Hot!" *Medical Selfcare*, septiembre/octubre, 1989, p. 68.

"Cayenne and Cluster Headache." *HerbalGram*, invierno 1992, p. 6.

Chad, David. *Med World News*, febrero 27, 1989.

Chahl, L. A. y col. "The Acute Effects of Capsaicin on the Cardiovascular System." *Acta Physioloica Hungarica* 69, nos. 3–4 (1987): 413–419.

Challen, Jack. "Hot Peppers Lead to Even Hotter Research on Arthritis and Other Conditions." *Nutrition Reporter*, 1995.

Chandiramani, V. A. y col. "Urodynamic Changes During Therapeutic Intravesical Instillations of Capsaicin." *British Journal of Urology* 77 (1996): 792–797.

Chang, A. B. y col. "Capsaicin Cough Receptor Sensitivity Test in Children." *Eurpean Respiratory Journal* 9 (1996): 2220–2223.

Chávez, Tibo J. *New Mexican Folklore of the Río Abajo.* Portales, N.M.: Bishop Printing Co., 1972.

Chicewicz, Robert y Patrick A. Thorpe. "The Antimicrobial Properties of Chile Peppers (Capsicum Species) and Their Uses in Mayan Medicine." *Journal of Ethnopharmacology*, 52 (1996): 61.

Chikaski, S. y col. "Intragastric Capsaicin Stimulates Colonic Motility Via a Neural Reflex in Conscious Dogs." *Gastroenterology* (1995): 1197–1205.

"Chile Hot Chemistry." *Science News*, diciembre 12, 1992, p. 404.

Christopher, John R. *Capsicum*. Springville, Utah: Christopher Publications, 1980.

Chopra, R. N., S. L. Nayar y I. C. Chopra. *Glossary of Indian Medicinal Plants*. Nueva Delhi: Council of Scientific and Industrial Research, 1956.

Chopra, R. N., R. L. Badwar y S. Ghosh. *Poisonous Plants of India*. Nueva Delhi: Indian Council of Agricultural Research, 1965.

Cichewica, R. H. y col. "The Antimicrobial Properties of Chile Peppers (Capsicum Species) and their Uses in Mayan Medicine." *Journal of Ethnopharmacology* 52 (1996): 61–70.

Cid, Pablo. *Plantas Medicinas e ervas feiticeiras da Amazonia*. São Paulo: Atlantas Livros, 1978.

Coffin, A. I. *Treatise on Midwifery*. Londres: British Medico-Botanic Establishment, 1853.

Colby, Benjamin. *A Guide to Health*. Milford, N.H.: 1846.

Considine, Douglas M., ed. *Van Nostrand's Scientific Encyclopedia*, Fifth Edition. Nueva York: Van Nostrand and Reinhold, 1976.

Cordell, G. A. y col. "Capsaicin: Identification, Nomenclature, and Pharmacotherapy." *Annals of Pharmacotherapy* 27 (1993): 330–336.

Cotton, Paul. "Studying Selective Blockage of Sensation." *Journal of the American Medical Association* 264, no. 1 (julio 4, 1990): 14.

Cowart, Beverly J. "Oral Chemical Irritation: Does It Reduce Perceived Taste Intensity?" *Chemical Senses* 12, no. 3 (1987): 467.

Craft, R. M., et al. "Long-lasting Desensitization of Bladder Afferents Following Intravesical Resiniferatoxin and Capsaicin in the Rat." *Pain*, mayo 1995, 317–323.

Crellen, John K. y Jane Philpott. *Herbal Medicine Past and Present*. Durham: Duke University Press, 1990.

Cruz, F. y col. "Desensitization Follows Excitation of Bladder Primary Afferents by Intravesical Capsaicin, as Shown by c-fos Activation in the Rat Spinal Cord." *Pain*, marzo 1996, 553–556.

Cruz, F., y col. "Desensitization of Bladder Sensory Fibers by Intravesical Capsaicin Has Long Lasting Clinical and Urodynamic Effects in Patients with Hyperactive or Hypersensitive Bladder Dysfunction." *Journal of Urology* 157 (1997): 585–589.

Cuadros, Juan Manuel. *Folklore botánico medicinal arequipeño*. Arequipa, Perú: Ciudad de Arequipa, 1940.

Curtin, L. S. M. *Healing Herbs of the Upper Rio Grande*. Los Ángeles: Southwest Museum, 1965.

Curtis, K. y col. "Enhanced Fluid Intake by Rats After Capsaicin Treatment." *American Journal of Physiology* 272, no. 41 (1887): R704–R709.

Cutler, R. "Antioxidants and Aging." *American Journal of Clinical Nutrition* 53 (1991): 373S–379S.

Dailey, G. y col. "Effect of Treatment with Capsaicin on Daily Activities of Patients with Painful Diabetic Neuropathy." *Diabetes Care* 15, no. 2 (1992): 159–165.

Dalziel, J. M. *The Useful Plants of West Tropical Africa*. Londres: Crown Agents for Overseas Governments and Administrations, 1937.

Daniel, H. *Utilización terapeútica de nuestras plantas medicinales*. Bogotá: Publicaciones de la Universidad de La Salle, 1984.

Davis, A. A. "Substance P and Capsaicin-Induced Mechanical Hyperalgesia in the Rat Knee Joint; the Involvement of Bradykinin B1 and B2 Receptors." *British Journal of Pharmacology* 18 (1996): 2206–2212.

De Baircli-Levy, Juliette. *Common Herbs for Natural Health*. Nueva York: Schocken, 1996.

Del Amo R., Silvia. *Plantas medicinales del estado de Veracruz*. Xalapa, Veracruz: Instituto Nacional de Investigaciones sobre Recursos Bióticos, 1979.

De Lucca D., Manuel y A. Jaime Zalles. *Flora medicinal boliviana*. La Paz, Bolivia: Editorial Los Amigos del Libro, 1992.

DeWitt, Dave y Nacy Gerlach. *The Whole Chile Pepper Book*. Boston: Little Brown, 1990.

Diplock, A. "Antioxidant Nutrients and Disease Prevention: An Overview." *American Journal of Clinical Nutrition* 53 (1991): 189S–193S.

Diven, Bill. "That Craving for Chile Just Might Be an Addiction." *Albuquerque Journal*, febrero 9, 1990., A1.

Donaldson, Lucy F., y col. "Neuropeptide Gene Expression and Capsaicin-Sensitive Primary Afferents: Maintenance and Spread of

Adjuvant Arthritis in the Rat." *Journal of Physiology* 486, no. 2 (1995): 473–482.

Donofriao, P., y col. "Treatment of Painful Diabetic Neuropathy with Topical Capsaicin." *Archives of Internal Medicine* 151 (1991): 2225–2229.

Donson, Alexandra. *Healing Herbs for Arthritis and Rheumatism*. Nueva York: Sterling Publishing, 1982.

Drummond, P. D. "Independent Effects of Ischaemia and Noradrenaline on Thermal Hyperalgesia in Capsaicin-Treated Skin." *Pain* 67 (1996): 129–133.

Drury, Heber. *The Useful Plants of India*. Madras: Higginbotham, 1873.

Dubay, David K. "Oleoresin Capsicum and Pepper Spray." *Defense Technology Corporation*, 1995.

Duke, James A. *CRC Handbook of Medicinal Herbs*. Boca Ratón, Fla.: CRC Press, 1985.

———. *Handbook of Biologically Active Phytochemicals and Their Activities*. Boca Ratón, Fla.: CRC Press, 1992.

———. *Handbook of Phytochemical Constituents of GRAS Herbs and Other Economic Plants*. Boca Ratón, Fla.: CRC Press, 1992.

Duke, James A. y Edward S. A. Ayensu. *Medicinal Plants of China*. Algonac, Mich.: Reference Publications, 1985.

Duke, James A. y J. L. duCellier. *CRC Handbook of Alternative Cash Crops*. Boca Ratón, Fla.: CRC Press, 1993.

Duner-Engstrom, M. y col. "Autonomic Mechanisms Underlying Capsaicin Induced Oral Sensations and Salivation in Man." *Journal of Physiology* 373 (1986): 87.

Eglezos, A. y col. "Odulation of the Immune Response by Tachykinins." *Immunology and Cell Biology* 69 (1991): 285–294.

Eglezos, A. y col. "Substance P-Induced Modulation of the Primary Antibody Response." *Advances in Experimental Medicine and Biology* 237 (1989): 499–504.

Ellis, C. y col. "A Double-Blind Evaluation of Topical Capsaicin in Pruritic Psoriasis." *Journal of the American Academy of Dermatology* 29 (1993): 438–442.

Fahey, Valerie. "Chili Peppers Prove Hot Research Tool." *Dallas Morning News*, diciembre 7, 1992.

Federal Bureau of Investigation. "Chemical Agent Research, Oleoresin Capsicum." Washington, D.C.: U.S. Department of Justice, 1987.

Feng, T. P. "Ínfluence of 'Chillies' (Capsicum annuum L.) on Digestive Functions and Metabolism." *Proceedings of Social Experimental Biological Medicine* 26 (1929): 273–276.

Ferrari, M. y col. "Tussive Effect of Capsaicin in Patients with Gastroesophageal Reflux Without Cough." *American Journal of Respiratory and Critical Care Medicine* 151 (1995): 557–561.

Figueroa, Horacio M. *Enfermedades de los conquistadores.* San Salvador, El Salvador: Ministerio de Cultura—Departamento Editorial, 1957.

Finely, Bruce. "Cayenne Adds Some Spice to War on Thugs." *Denver Post*, junio 4, 1990, 1A.

Flieger, Ken. "Shingles." *FDA Consumer*, julio–agosto 1991, 37–40.

Folmar, Kate. "Pepper Spray Attack Sends Dozens of People to Hospitals." *Los Angeles Times*, julio 9, 1996, 5.

Fournier, P. *Le livre de plantes et vénéneuses de France.* París: Paul LeChevalier, 1948.

Franco-Cereda, A. y col. "Capasaicin-Induced Vasodilation of Human Coronary Arteries *in vitro* Is Mediated by Calcitonin Gene-Related Peptide Rather Than Substance P or Neurokinin A." *Acta Physiologica Scandia* 136 (1989): 575–580.

Fritz, G. Lorenzo. "Searching for the Chile Peppers of Highland Bolivia." Manuscrito sin publicar.

Fujimiya, M. y col. "Effect of Capsaicin on Release of Substance P-Like Immunoreactivity From Vascularly Perfused Rat Duodenum." *Digestive Diseases and Sciences* 40 (1995): 96–99.

Fusco, B. y col. "'Capsaicin-Sensitive' Sensory Neurons in Cluster Headache: Pathophysiological Aspects and Therapeutic Indication." *Headache* 34 (1994): 132–137.

Gannett, P. M. y col. "The Mechanism of Inhibition of Cytochrome P450IIE1 by Dihydrocapsaicin." *Bio-Organic Chemistry* 18 (1990): 185–98.

Gerard, John. *The Herbal, or General History of Plants* (1633). Nueva York: Dover Publications, 1975.

Gey, K. F. y col. "Inverse Correlation Between Plasma Vitamin E and Mortality From Ischemic Heart Disease in Cross-Cultural Epidemiology." *American Journal of Clinical Nutrition* 53 (1991): 326S–334S.

Glasby, J. S. *Dictionary of Plants Containing Secondary Metabolites.* Nueva York: Taylor & Francis, 1991.

Glinsukon, T. y col. "Acute Toxicity of Capsaicin in Several Animal Species." *Toxicon* 18 (1980): 215.

González T., Dionisio. *Catálogo de plantas medicinales usadas en Paraguay.* Asunción, Paraguay: 1980.

Govindarajan, V. S. "Capsicum—Production, Technology, Chemistry, and Quality." In *Critical Reviews in Food Science and Nutrition*, Vols 22–25. Boca Ratón, Fla.: CRX Press, 1986.

Graham, D. y col. "Spicy Food and the Stomach Evaluation by Videoendoscopy." *Journal of the American Medical Association* 260 (1988): 3473–3475.

Granfield, John, Jami Onnen, y Charles S. Petty. "Pepper Spray and In-Custody Deaths." marzo, 1994, *www.dalewin.com.*

Greenwald, P. "NCI Cancer Prevention and Control Research." *Preventive Medicine* 22 (1993): 642–660.

Greiff, L. y col. "Effects of Topical Capsaicin in Seasonal Allergic Rhinitis." *Thorax* 50 (1995): 225–229.

Halasz, Zoltan. *Hungarian Paprika Through the Ages.* Budapest: Corvina Press, 1963.

Hao, X-J. y col. "Capsaicin-Sensitive Afferents Mediate Chronic Cold, But Not Mechanical, Allodynia-Like Behavior in Spinal Injured Rats." *Brain Research* 722 (1996): 177–80.

Harley, George Way. *Native African Medicine* Cambridge, Mass.: Harvard University Press, 1941.

Hartwell, Jonathan L. *Plants Used Against Cancer: A Survey.* Lawrence, Mass.: Quarterman Publications, 1982.

Hazen-Hammond, Susan y Eduardo Fuss. *Chile Pepper Fever.* Stillwater, Minn.: Voyageur Press. 1993.

Hecht, S. S. y D. Hoffmann. "Tobacco-Specific Nitrosamines, an Important Group of Carcinogens in Tobacco and Tobacco Smoke." *Carcinogenesis* 9 (1988): 875–884.

———. "The Relevance of Tobacco–Specific Nitrosamines to Human Cancer." *Cancer Surveys* 8 (1989): 273–294.

Hedrick, U. P. *Sturtevant's Notes on Edible Plants.* Albany: State of New York Department of Agriculture, 1919.

Heinerman, John. *Heinerman's Encyclopedia of Healing Herbs and Spices.* West Nyack, N. Y.: Parker Publishing, 1996.

Heiser, Charles B. *The Fascinating World of the Nightshades*. Nueva York: Dover Publications, 1969.

Henken, Robert. "Cooling the Burn from Hot Peppers." *Journal of the American Medical Association* 266, no. 19 (noviembre 20, 1991): 2766.

"Here's Spice in Your Eye". *Time*, junio 18, 1990, 67.

Higgs, Mrs. Leslie. *Bush Medicine in the Bahamas*, Nassau, Bahamas: 1969.

Hirayama, O. y col. "Singlet Oxygen Quenching Ability of Naturally Occurring Carotenoids." *Lipids* 29 (1994): 149–50.

Holzer, P. "Capsaicin: Cellular Targets, Mechanisms of Action, and Selectivity for Thin Sensory Neurons." *Pharmacological Reviews* 43 (1992): 143–201.

Holzer, P. y col. "Involvement of Capsaicin-Sensitive Sensory Neurons in Gastrointestinal Function." *Acta Physiologica Hungarica* 69, nos. 3–4 (1987): 403–411.

"Horse Salve Eases Arthritis Pain." *Albuquerque Journal*, agosto 6, 1996.

"Hot Peppers and Substance P." *The Lancet*, mayo 28, 1983, 1198.

"Hot Peppers Are for the Birds." *HerbalGram* 29 (primavera/verano 1993), 6.

Hot Prospect for Quelling Cluster Headaches." *Science News*, julio 13, 1991; vol. 140.

House, P. R. y col. *Plantas medicinales comunes de Honduras*. Tegucigalpa, Honduras: Universidad Nacional Autónoma de Honduras, 1995.

Howe, Maggie. "Stomach Ulcers: Natural Ways to Treat the Discomfort." *Country Living*, mayo 1996, 94.

Hutchens, Alma R. *Indian Herbalogy of North America*. Boston: Shambhala, 1991.

Iwu, Maurice M. *Handbook of African Medical Plants*. Boca Ratón, Fla.: CRC Press, 1993.

Jancsó, Miklós. *Acta Physiologica Hungarica* 69 (1987): 263–264.

Jones, L. y col. "Household Treatment for 'Chile Burns' of the Hands." *Clinical Toxicology* 25, no. 6 (1987): 483–491.

Kang, J. Y., "Chilli, Capsaicin and the Stomach." *Clinical Science Regional Focus Series* 91 (1996): 252–254.

Kang, J. Y. y col. "Chilli—Protective Factor Against Peptic Ulcer?" *Digestive Diseases and Sciences* 40 (1995): 576–579.

Kang, J. Y. y col. "Effect of Capsaicin and Chilli on Ethanol Induced Gastric Mucosal Injury in the Rat." *Gut* 36 (1995): 664–669.

Kang, J. Y. y col. "Effect of Capsaicin and Cimetidine on the Healing of the Acetic Acid Induced Gastric Ulceration in the Rat." *Gut* 38 (1996): 832–836.

Kapoor, L. D. *CRC Handbook of Ayurvedic Medicinal Plants*. Boca Ratón, Fla.: CRC Press, 1990.

Karmeli, F., R. Eliakim, E. Okon, y D. Rachmilewitz. *Digestive Diseases and Sciences* 40 (1995): 1140–1146.

Karrer, Tracy y Linda Bartoshuk. "Capsaicin Desensitization and Recovery on the Human Tongue." *Physiology and Behavior* 49 (1991): 757.

———. "Effects of Capsaicin Desensitization on Taste in Humans." *Physiology and Behavior* 57, no. 3 (1995): 421.

Kawada y col. "Effects of Capsaicin on Lipid Metabolism in Rats Fed a High Fat Diet." I 116, no. 7 (1986): 1272–1278.

Keller, Sarah. "Popular, Illegal Pepper Based Spray." *Thousand Oaks News Chronicle*, abril 11, 1993, p. A1.

Kelley, Isabel. *Folk Practices in North Mexico*. Austin; University of Texas Press, 1965.

Kim, C. y col. "Differences in the Capsaicin-Induced Dilation of Arterioles and Venules in Rat Striated Muscle." *Journal of Pharmacology and Experimental Therapeutics* 273 (1995): 605–610.

Kirtikar, K. R. y B. D. Basu. *Indian Medicinal Plants*. Panini, India: Sudhindra Asrama Bahadurganj, 1918.

Kloss, Jethro. *Back to Eden*. Loma Linda, Calif.: Back to Eden Press, 1939, 1981.

Krajewska, Anna M. y John J. Powers. "Sensory Properties of Naturally Occuring Capsaicinoids." *Journal of Food Science* 53 (mayo–junio, 1988): 902.

Kupperman, Karen Ordhal. "Fear of Hot Climates in the Anglo-American Colonial Experience." *William and Mary Quarterly* 41, no. 2 (abril 1984): 221.

Kwan, C. L. y col. "Neuroplastic Effects of Neonatal Capsaicin on Neurons in Adult Rat Trigemonal Nucleus Principalis and Subnucleus Oralis." *Journal of Neurophysiology* 75 (1996): 228–310.

Lai, Y.-L., y col. "Capsaicin Pretreatment Attenuates Chronic Hypoxic Pulmonary Hypertension." *Respiration Physiology* 99 (1995): 283–289.

Lalloo, U. G. y col. "Capsazepine Inhibits Cough Induced by Capsaicin and Citric Acid But Not by Hypertonic Saline in Guinea Pigs." *Journal of Applied Physiology* 79, no. 4 (1995): 1082–1087.

Lammers, J-W. J. y col. "Capsaicin-Induced Bronchodialation in Mild Asthmatic Subjects: Possible Role of Nonadrenergic Inhibitory System." *Journal of Applied Physiology* 67, no. 2 (1989): 856–861.

Latorre, Dolores L. *Cooking and Curing with Mexican Herbs*. Austin, Texas: Encino Press, 1977.

Law, Donald. *The Concise Herbal Encyclopedia*. Nueva York: St. Martin's Press, 1973.

Lawless, H. y col. "Effects of Oral Capsaicin on Gustatory, Olfactory and Irritant Sensations and Flavor Identification in Humans Who Regularly or Rarely Consume Chili Peppers." *Chemical Senses* 10 (1985): 479–589.

Leary, Warren. "Peppers Helpful in Study." *New York Times*, diciembre 26, 1989.

Lee, T. S. "Physiological Gustatory Sweating in a Warm Climate." *Journal of Physiology* 124 (1954): 528–542.

Lelkes, Z. y col. "Impaired Opiate Mechanisms After Capsaicin Pretreatment." *Acta Physiologica Hungarica* 69, nos. 3–4 (1987): 519–522.

Lembeck, F. "Columbus, Capsicum and Capsaicin: Past, Present and Future." *Acta Physiologica Hungarica* 69, nos. 3–4 (1987): 265–273.

Levy, Juliette de Bairacli. *Common Herbs for Natural Health*. Nueva York: Schocken, 1966.

Lewis, Walter H. y P. F. Elvin-Lewis. *Medical Botany: Plants Affecting Man's Health*. Nueva York: John Wiley & Sons, 1977.

Leyel, Mrs. C. F. *Heart-Ease: Herbs for the Heart, the Ductless Glands and the Nerves*. Londres: Faber and Faber, 1959.

Liebler, D. "The Role of Metabolism in the Antioxidant Function of Vitamin E." *Critical Reviews in Toxicology* 23, no 2 (1993): 147–169.

Lindström, E. G. y col. "Morphine Modulates Contractile Responses and Neurokinin A-LI Release Elicited by Electrical Field Stimulation or Capsaicin in Guinea Pig Bronchial-Tube Preparation." *American Journal of Respiratory and Critical Care Medicine* 151 (1995): 1175–1179.

Lippe, I. Th. y col. "Intragastric Capsaicin Enhances Gastric Acid Elimination and Mucosal Blood Flow by Afferent Nerve Stimulation." *British Journal of Pharmacology* 96 (1989): 91–100.

Liu, L. y col. "Capsaicin and Nicotine Both Activate a Subset of Rat Trigeminal Ganglion Neurons." *American Journal of Physiology* 270 (1996): C1807–C1814.

Long-Solís, Janet. *Capsicum y Cultura: La historia del chili.* México, D. F.: Fondo de Cultura Económica, 1986.

López-Carrillo, L. y col. "Chili Pepper Consumption and Gastric Cancer in Mexico: A Case-Control Study." *American Journal of Epidemiology* 139, no. 3 (1994): 263–271.

López, E. Rigoberto y Alicia Hinojosa García. *Catálogo de plantas medicinales sonorenses.* Universidad de Sonora, 1988.

Lucas, Richard. *The Magic of Herbs in Daily Livng.* West Nyack, N.Y.: Parker Publishing Co., 1972.

———. *Magic Herbs for Arthritis, Rheumatism, and Related Ailments.* West Nyack, N.Y.: Parker Publishing Co., 1981.

Lundberg, J. M. y A. Saria. "Olypeptide Containing Neurons in Airway Smooth Muscle." *Annual Review of Physiology* 49 (1987): 557–572.

Mahabir, Kumar. *Medicinal and Edible Plants Used by East Indians of Trinidad & Tobago.* El Dorado, Trinidad: Chakra Publishing House, 1991.

Mahindru, S. N. *Spieces in Indian Life.* Nueva Delhi: Sultan, Chand & Sons, 1982.

Manfred, Leo. *600 plantas medicinales argentinas y sudamericanas.* Buenos Aires: 1940.

Manzini, S. y col. "Regional Differences in the Motor and Inflammatory Responses to Capsaicin in Guinea Pig Airways." *American Review of Respiratory Diseases* 140 (1989): 936–941.

Mason, J. R., J. M. Greenspon y W. L. Silver. "Capsaicin and its Effects on Olfaction and Trigeminal Chemoreception." *Acta Physiologica Hungarica.* 69, nos. 3–4 (1987): 469–479.

Mathias, B. y col., "Topical Capsaicin for Chronic Neck Pain." *American Journal of Physical Medicine and Rehabilitation* 74, no.1 (1995): 39–44.

Matran, R. y col. "Effects of Neuropeptides and Capsaicin on Tracheobronchial Blood Flow of the Pig." *Acta Physiologica Scandia* 135 (1989): 335–342.

Matucci, C. y col. "Neurogenic Influences in Arthritis: Potential Modification by Capsaicin." *Journal of Rheumatology* 22 (1995): 1447–1449.

Matucci-Cerinic, M. y col. "Effects of Capsaicin on the Metabolism of

Rheumatoid Arthritis Synoviocytes in Vitro." *Comment in Annals of the Rheumatic Diseases* 49, no. 8 (agosto 1990): 653, Institute for Clinical Medicine IV, University of Florence, Italy

McCaleb, Rob. "Hot Chilis Getting Hotter!" *HerbalGram* 27 (1992): 20–21.

McCarthy, G. y col. "Effects of the Topical Capsaicin in the Therapy of Painful Osteoarthritis of the Hands." *Journal of Rheumatology* 19 (1992): 604–607.

McCourt, Richard. "Some Like it Hot." *Discover*. agosto 1991: 48–52.

———. "Cayenne: Hot Healer." *Better Nutrition for Today's Healing*. mayo 1992: 30.

McGillis, J.P. y col. "Ímmune Modulation by Tachykinin Neuropeptides." *Annals of the New York Academy of Sciences USA* 594 (1990): 85-94.

McIntyre, Anne. *The Complete Woman's Herbal*. Nueva York: Henry Holt, 1994.

Meeks, Priddy. "Journal." *Utah Historical Quarterly* 10 (1942).

Méola R., Giovanna. *Plantas medicinales para la mujer*. Caracas: Vadell Hermanos Editores, 1986.

"Metabolism and Toxicity of Capsaicin." *Nutrition Reviews* 44, no. 1 (enero 1 1966): 20.

Miller, C. H. y col. "Effects of Capsaicin on Liver Microsomal Metabolism of the Tobacco-Specific Nitrosamine NNK." *Cancer Letters* 75 (1993): 45–52.

Mills, Simon Y. *Out of the Earth: The Essential Book of Herbal Medicine*. Londres: Viking Arkana, 1991.

Modly, C. E. y col. "Capsaicin as an In Vitro Inhibitor of Benso(a)Pyrene Metabolism and its DNA Binding in Human and Murine Keratinocytes." *Drug Metabolism and Disposition* 14, no. 4 (1986): 413–416.

Moerman, Daniel E. *Medicinal Plants of Native America*. Ann Arbor: University of Michigan Museum of Anthropology, 1986.

Monardes, Nicolás. *Joyful News Out of the Newe Founde Worlde* (1577). Londres, 1925.

Moritoki, H. y col. "Dual Effects of Capsaicin on Responses of the Rabbit Ear Artery to Field Stimulation." *British Journal of Pharmacology* 99 (1990): 152–156.

Morton, Julia F. *Altals of Medicinal Plants of Middle America*. Springfield, Ill.: Charles C. Thomas, 1981.

Mowrey, Daniel B. *The Scientific Validation of Herbal Medicine*. Nueva Canaan, Conn.: Keats Publishing, 1986.

———. *Proven Herbal Blends*. Nueva Canaan, Conn.: Keats Publishing, 1986.

Nabhan, Gary. "The Red-Hot Mother of Chiles." *Impact: The Albuquerque Journal Magazine* 9, no. 3 (noviembre 19): 4.

Nagabhusgabm, M. y col. "Mutagenicity of Chili Extract and Capsaicin in Short-Term Tests." *Enviromental Mutagenesis* 7 (1985): 881–888.

Naj, Amal. *Peppers: A Story of Hot Pursuits*. Nueva York: Alfred A. Knopf, 1992.

Nasrawi, Christina Wu y Rose Marie Pangborn. "Temporal Effectiveness of Mouth-Rinsing on Capsaicin Mouth-Burn." *Physiology and Behavior* 46 (1990): 617.

Negulesco, J. A. y col., "Capsaicin Lovers Plasma Cholesterol and Tryglycerides of Lagomorphs." *Artery* 12, no. 5 (1985): 301–311.

Negulesco, J. A. y col. "Effects of Pure Capsaicinoids (Capsaicin and Dihydrocapsaicin) on Plasma Lipid and Lipoprotein Concentrations of Turkey Pouls." *Artherosclerosis* 64 (1987): 85–90.

Nelson, Corina. "Heal the Burn: Pepper and Lasers in Cancer Pain Therapy." *Journal of Nutritional Cancer Institute* 86, no. 18 (1994): 1381–1382.

Nelson, Frederick E. "Tacky Answer to Curious Animals." *Nature* 344 (marzo 8, 1990): 115.

Nopanitaya, W. "Long-term Effects of Capsaicin on Fat Absorption and the Growth of Rat." *Growth* 37 (1973): 269.

Núñez M., Esteban. *Plantas medicinales de Costa Rica y su folclor*. San José, Costa Rica: Editorial Universidad de Costa Rica, 1978.

———. *Plantas medicinales de Puerto Rico*. San Juan: Editorial de la Universidad de Puerto Rico, 1989.

Obál, F. Jr. y col. "Difference in the Mechanisms of the Thermoregulatory Impairment Induced by Capsaicin in Newborn and Adult Rats." *Acta Physiologica Hungarica* 69, nos. 3–4 (1987): 437–445.

Oblitas P., Enrique. *Plantas medicinales de Bolivia*. Cochabamba, Bolivia: Los Amigos del Libro, 1969.

Ody, Penelope. *The Complete Medicinal Herbal*. Londres: Dorling Kindersley, 1993.

Oliver-Bever, Bep. *Medicinal Plants in Tropical West Africa*. Cambridge, Inglaterra: Cambridge University Press, 1986.

Ollerenshaw, S. L. y col. "Substance P Immunoreactive Nerves in Airways from Asthmatics and Nonasthmatics." *European Respiratory Journal* 4 (1991): 673–682.

Orellana, Sandra L. *Indian Medicine in Highland Guatemala*. Albuquerque: University of Mew Mexico Press, 1987.

Oumano, Elena. *A Handbook of Natural Folk Remedies*. Nueva York: Avon Books, 1997.

Page, Jake. "Taste Bud Burnout." *Hippocrates*, mayo–junio 1987: 16.

Palecek, R. y col. "Reflex Responses to Capsaicin: Intravenous, Aerosol, and Intratracheal Administration." *Journal of Applied Physiology* 67, no. 4 (1989): 1428–1437.

Papka, R. E. y col. "Distribution, Origin and Sensitivity to Capsaicin of Primary Afferent Substance P-Immunoreactive Nerves in the Heart." *Acta Physiologica Hungarica* 69, no. 3–4 (1987): 459–468.

Payan, D. G. "Neuropeptides and Inflammation: The Role of Substance P." *Annual Review of Medicine* 40 (1985): 341–352.

"Pepper Ointment Heals Burning Scars." *Albany Times-Union,* mayo 21, 1996.

"Pepper Sprays Make 'Hot' Add-On Devices." *Security Sales*, julio 1993: 84.

"A Peppery Preventive for Pain." *Science News*, noviembre 14, 333.

Pérez A., Enrique. *Plantas medicinales y venenosas de Colombia*. Medellín, Colombia: Estudio botánico, etnico, farmaceútico, veterinaria y forense, 1975.

Perry, Charles. "It's Hot! That's Really All We Need to Know." *Milwaukee Journal*, julio 31, 1991.

Perry, Lily M. *Medicinal Plants of East and Southeast Asia*. Cambridge, Mass.: MIT Press, 1980.

Peterson, G. y col. "Capsaicin Evokes Secretion of Nasal Fluid and Depletes Substance P and Calcitonin Gene-Related Peptide From the Nasal Mucosa in the Rat." *British Journal of Pharmacology* 98 (1989): 930–936.

Pfeifer, M. A. y col. "A Highly Successful and Novel Model for Treatment of Chronic Painful Diabetic Peripheral Neuropathy." *Diabetes Care* 16, no. 8 (1993): 1103–1115.

Philip, G. y col. "Inflamatory Cellular Influx Follows Capsaicin Nasal Challenge." *American Journal of Respiratory and Critical Care Medicine* 153 (1996): 1222–1229.

Pleschka, K. y col. "Responsiveness of Microcirculation and Local Cold Vasodilatation to Capsaicin in the Intact and Chronically Denervated Canine Tongue." *Acta Physiological Hungarica* 69, nos. 3–4 (1987): 367–373.

"Police Group Calls Pepper Spray Safe, Effective Weapon." *Alburquerque Journal*, marzo 7, 1994.

Pollak-Eltz, Angelina. *Folk Medicine in Venezuela*. Föhrenau, Alemania: Wien-Föohrenau, 1982.

Pórszász, J. y col. "Cardiovascular and Respiratory Effects of Capsaicin," *Acta Physiologica Academiae Scientiarum Hungaricae* (Budapest) 8 (1955): 60–76.

Pórszász, J. y col. "Circulatory and Respiratory Chemoreflexes. I. Analyses of the Site of Action and Receptor Types of Capsaicine." *Acta Physiologica Academicae Scientiarum Hungaricae* (Budapest) 12 (1957): 189–205.

Plantas medicinales de Venezuela. Caracas: Editorial Panapo, 1988.

Plantas medicinales, utilizadas en el embarazo parto y puerperio. México, D.F.: Instituto Mexicano del Seguro Social, 1992.

Pruthi, J. S. *Spices and Condiments: Chemistry, Microbiology, Technology*. Nueva York: Academic Press, 1980.

Purseglove, J. W. y col., "Chilies: Capsicum Species." *In spices,* vol. 1. Londres y Nueva York: Longman, 1981.

Quinn, Dick. *Left For Dead*. Minneapolis: R.F. Quinn Publishing, 1992.

Quisunbing, Eduardo. "Medicinal Plants of the Philippines." *Technical Bulletin* no. 16. Republic of the Philippines, Dept. of Agriculture and Natural Resources. Manila: Bureau of Printing, 1951.

Rengade, Jules. *Las plantas que curan y las plantas que matan*. Barcelona, Spain: Montanery Simon, 1887.

Rinivasan, M. R. y col. "Effect of Capsaicin on Skeletal Muscle Lipoprotein Lipase in Rats Fed High-Fat Diets." *Indian Journal of Experimental Biology* 27 (1989): 910.

Robert, A. y col. "Mild Irritants Prevent Gastric Necrosis Through 'Adaptive Cytoprotection' Mediated by Prostaglandins." *American Journal of Physiology* 245 (1983): G113–G121.

Roberts, R. D. G. "Effects of Capsaicin on Cutaneous Vasodilator Responses in Humans." *Agents Actions* 37 (1992): 51–59.

Robertson, Diane. *Jamaican Herbs*. Montego Bay, Jamaica: Island Herbs Limited, 1982.

Roblin, Andrew. "Case of the Painkilling Pepper." *Prevention* (enero 1990): 105.

Robotham, H. y col. "Capsaicin Effects on Muscularis mucosa of Opossum Esophagus: Substance P Release from Afferent Nerves?" *American Journal of Physiology* 248 (1985): G655–G662.

Roche, N. y col. "Nasal Response to Capsaicin in Patients with Allergic Rhinitis and in Healthy Volunteers: Effect of Colchicine." *American Journal of Respiratory and Critical Care Medicine* 151 (1995): 1151–1158.

Roeder, Beatrice A. *Chicano Folk Medicine from Los Angeles, California*. Berkeley: University of California Press, 1988.

Ross, D. R. y col. "Treatment of Painful Diabetic Neuropathy with Topical Capsaicin (carta)." *New England Journal of Medicine* 321, no. 7 (1989): 474–475.

Rooys, Ralph L. *The Ethno-Botany of the Maya*. New Orleans: Tulane University, 1931.

Rozin, Paul. "Getting to Like the Burn of Chili Pepper: Biological, Psychological, and Cultural Perspectives." *Chemical Senses* 2 (1990): 231–269.

Rozin, P., y col. "Acquired Preferences for Piquant Foods by Chimpanzees." *Appetite: Journal for Intake Research* 4 (1983): 69–77.

Rozin, P. y col. "Reversal of Innate Aversions: Attempts to Induce a Preference for Chili Peppers in Rats." *Journal of Comparative and Physiological Psychology* 93, no. 6 (1979): 1001–1014.

Rozin, P. y col. "Some Like it Hot: A Temporal Analysis of Hedonic Responses to Chili Pepper." *Appetite: Journal for Intake Research* 3 (1982): 13–22.

Rozin, P. y col. "The Nature and Acquisition of a Preference for Chile Pepper by Humans." *Motivation and Emotion* 4, no.1 (1980): 77–101.

Rozsa, A. y col. "Capsaicin-Sensitive Nerves are Involved in Bile-Oleate-Induced Intestinal Hyperemia." *American Journal of Physiology* 256 (1989): G476–G481.

Rutherford, Thomas. C. *Personal correspondence.* Hartsville, S.C., octubre 25, 1994.

Rutter, Richard A. *Catálogo de plantas útiles de la Amazonia peruana.* Pucapalla, Perú: Ministerio de Educación, Instituto Linguístico de Verano, 1990.

Saito, A. y col. "Acute Oral Toxicity of Capsaicin in Mice and Rats." *Journal of Toxicological Sciences* 21 (1996): 195–200.

Sang, C. y col. "Capsaicin-Evoked Mechanical Albodynia and Hiperalgesia Cross Nerve Territories." *Anesthesiology* 85 (1996): 491–496.

Sanna, Lou y Robert J. Swientek. "HPLC Quantifies Heat Levels in Chili Pepper Products." *Food Processing*, octubre 1984.

Santillo, Humbart. *Natural Healing with Herbs.* Prescott, Ariz.: Hohm Press, 1984.

Saria, A. y col. "Coexisting Peptides in Capsaicin-Sensitive Neurons: Release and Actions in the Respiratory Tract of Guinea Pig." *Acta Physiologica Hungarica* 69, nos. 3–4 (1987): 421–424.

Schultes, Richard E. y Robert F. Raffauf. *The Healing Forest: Medicinal and Toxic Plants of the Northwest Amazonia.* Portland, Ore.: Dioscorides Press, 1990.

Sharkey, Keith A. "The Organization of Capsaicin-Sensitive Visceral Afferent Systems." *Acta Physiologica Hungarica* 69, nos. 3–4 (1987): 447–458.

Shuster, Sam. "Capsaicin and the Cause of Causaglia." *The Lancet* 345 (995): 160–161.

Sicuteri, F. y col. "Substance P Theory: A Unique Focus on the Painful and Painless Phenomena of Cluster Headache." *Headache* 30, no. 2 (enero 1990): 69–79.

Simmonite, W. J. y Nicholas Culpeper. *The Simmonite-Culpeper Herbal Remedies.* Nueva York: Award Books, 1957.

Smith, F. Porter y G. A. Stuart. *Chinese Medicinal Herbs.* San Francisco: Georgetown Press, 1973.

Sterner-Kock, A. y col. "Neonatal Capsaicin Treatment Increases the Severity of Ozone-Induced Lung Injury." *American Journal of Respiratory and Critical Care Medicine* 153 (1996): 436–443.

Syjärne, P. y col. "Capsaicin and Nicotine Sensitive Afferent Neurons and Nasal Secretion in Healthy Human Volunteers and in Patients with Vasomotor Rhinitis." *British Journal of Pharmacology* 96 (1989): 693–701.

Surh, Y.-J. y col. "Chemoprotective Effects of Capsaicin and Diallyl Sulfide Against Mutagenesis or Tumorigenesis by Vinyl Carbamate and N-nitrosobimethylamine." *Carcinogenesis* 16 (1995): 2467–2471.

Szolcsanyi, J. "Capsaicin and Nociception." *Acta Physiologica Hungarica* 69 (1987): 323–332.

Takeuchi, K. y col. "Gastric Motility Changes in Capsaicin-induced Cytoprotection in the Rat." Kyoto Pharmaceutical University, *Japanese Journal of Pharmacology* 55 (1991): 147–155.

Tanaka, Tyozaburo. *Tanaka's Cyclopedia of Edible Plants of the World.* Tokyo: Keigaku Publishing, 1976.

Tandan, R. y col. "Topical Capsaicin in Painful Diabetic Neuropathy. Controlled Study with Long-term Follow-Up." *Diabetes Care* 15, no. 1 (1993): 8–14.

Tandan, R. y col. "Topical Capsaicin in Painful Diabetic Neuropathy Effect on Sensory Function." *Diabetes Care* 15, no. 1 (1992): 15–18.

Tang, W. y G. Eisenbrand. *Chinese Drugs of Plant Origin.* Berlin: Springer-Verlag, 1992.

Tang, D. y col. "Hemodialysis-Related Pruritus: a Double-Blind, Placebo Controlled, Crossover Study of Capsaicin 0.025% Cream". *Nephron* 76 (1996): 617–622.

Tatsuhiro, M. y col. "Capsaicin in Diet Does Not Affect Glycogen Content in Liver and Skeletal Muscle of Rats Before and After Exercise." *Journal of Nutritional Science and Vitaminology* 42 (1996): 249–256.

Tellez, G. I. y col. "Effect of Prolonged Administration of Dietary Capsaicin on Salmonella enteritidis Infection in Leghorn Chicks." *Avian Diseases* 37 (1993): 143-148.

Thomas, Lalitha. *10 Essential Herbs.* Prescott, Ariz.: Hohm Press. 1992.

Thompson Rice, Trudy. "Hot, Hot, Hot-Peppers Spice Up Medicine." *Phoenix Home and Garden*, marzo 1990, 106–108.

Thomas, Samuel. *New Guide to Health or Botanic Family Physician.* Boston: J. A. Adams, 1835.

Tierra, Lesley. *The Herbs of Life.* Freedom, Calif.: The Crossing Press, 1992.

Tomás, R., Juan. *Plantas medicinales aromáticas y venenosas de Cuba.* La Habana, Cuba: Editorial Científico-Técnica, 1988.

Torres, Eliseo. *Green Medicine: Traditional Mexican-American Herbal Remedies.* Kingsville, Texas: Nieves Press, 1983.

Toth, B. y col. "Tumorigenicity and Mutagenicity Studies with Capsaicin of Hot Peppers." *Anticancer Research* 4 (1984): 117–120.

Van Duong, Nguyen. *Medicinal Plants of Vietnam, Cambodia and Laos.* Vietnam: Mekong Printing. 1993.

Vammer. S. y col. "Capsaicin-Sensitive Afferent Nerves Activate Submucosal Secretomotor Neurons in Guinea Pig Ileum." *American Journal of Physiology* 269 (1995): G203–G209.

Vanner, S. y col. "Neural Circuitry of Capsaicin-Sensitive Afferents Innervating Submucosal Arterioles in Guinea Pig Ileum." *American Journal of Physiology* 270 (1996): G948–G955.

Vargas C., Seidy. *Plantas medicinales: La naturaleza como guardián de la salud.* San José, Costa Rica: Imprenta y Litografía Mundo Gráfico, 1990.

Visudhiphan, S. y col. "The Relationship Between High Fibrinolytic Activity and Daily Capsicum Ingestion in Thais." *American Journal of Clinical Nutrition* 35 (junio 1982): 1452-1458.

Voelker, Rebecca. "Burning the Pain Away." *JAMA* 272, no.16 (octubre 26, 1994): 1241.

Wakelee-Lynch, Joseph. "Relieving Pain with Peppers." *Diabetes Forecast,* junio 1992: 35–37.

Watcher, M. y col. "The Role of Topical Agents in the Healing of Full-Thickness Wounds." *Journal of Dermatologic Surgery and Oncology* 15 (1989): 1188–1195.

Watson, N. y col. "The Postmastectomy Pain Syndrome and Topical Capsaicin: A Randomized Trial." *Pain* 51 (1992): 375–379.

Watt, John Mitchell y Maria Gerdina Breyer-Brandwijk. *The Medicinal and Poisonous Plants of Southern and Eastern Africa.* Edinburgh, Scotland: E.S. Livingstone Ltd., 1962.

Weil, Andrew. "Eating Chilies." *In The Marriage of the Sun and Moon.* Boston: Houghton Miffilin, 1980.

———. *Spontaneous Healing*. Nueva York: Alfred A. Knopf, 1995.

Webach, Melvin R. y Michael T. Murray. *Botanical Influences on Illness.* Tarzana, Calif.: Third Line Press, 1994.

Whistler, W. Arthur. *Tongan Herbal Medicine.* Honolulu, Hawaii: Isle Botanica, 1992.

"Why Some Like It Hot." *Asiaweek*, agosto 3, 1994: 31.

Williams, Jude C. *Jude's Herbal Home Remedies*. St. Paul, Minn.: Llewellyn Publications, 1995.

Williams, Stephanie. "Are You a Superstarter?" *Self*, abril 1995: 76.

Willoughby, John. "The Tip of Your Tongue Knows the Bitter Truth: Flavor Can Be Painful." *New York Times*, abril 27, 1994: B1.

Winek, C. L. y col., "Pepper Sauce Toxicity." *Drug and Chemical Toxicology* 5, no. 2 (1982): 89.

Wood, John, ed. *Capsaicin in the Study of Pain*. San Diego, Calif.: Academic Press, 1993.

Woodbury, James E. "Determination of Capsicum Pungency by High Pressure Liquid Chromatography and Spectrofluorometric Detection." *Journal of the Association of Official Analytical Chemists* 63, no. 3 (1980): 556.

Yacovieff, E. y F. L. Herrera. *El mundo vegetal de los antiguos peruanos*. Lima: Imprenta del Museo Nacional, 1935.

Yeoh, K. G. y col. "Chili Protects Against Aspirin-Induced Gastroduodenal Muscle Injury in Humans." *Digestive Diseases and Sciences* 40 (1995): 580–583.

Zamore, Robert y Ary Ebroïn. *Vertus et secrets de plantes médicinales des Antilles*. Martinica: Edition et Diffusion de la Culture Antillaise, 1984.

Zittel, T. T. y col. "Small Intestinal Capsaicin-Sensitive Afferents Mediate Feedback Inhibition of Gastric Emptying in Rats." *American Journal of Physiology* 267 (1994): G1142–G1145.

Fuentes y recursos

Para aliviar el dolor

ToppStation—un linimento rociado con chiles usado para aliviar el dolor de músculos.
Medfast, Inc.
Department A
P. O. Box 8929
Newport Beach, CA 92658, USA
1-800-544-8677

ARTH-Rx—una crema rociada on chile usada para bajar la inflamación y aliviar dolores comunes y corrientes. 1-800-729-8446

Capzacin P—una crema rociada con chile que se usada para bajar la hinchazón y aliviar dolores comunes y corrientes. Se puede comprar en cualquier farmacia.

Dr. D's Hot Pepper Formula—una loción rociada con chile y áloe usada específicamente para aliviar el dolor de artritis, músculos y torceduras. 1-800-881-7722

Dr's Cream—una loción de capsicina con doble acción para la artritis, el reumatismo y la bursitis. 1-800-800-5710.

Cápsulas de Cayena

Natural Ovens Bakery—una tienda de salud de especias y comida en Wisconsin que realizó el estudio sobre la pimienta de Cayena que inspiró este libro.

4300 CR Country Road
P.O. Box 730
Manitowoc, WI 54221-0730, USA
(414) 758-2500

The Heart Foods Company, Inc.
2235 East 386h Street
Minneapolis, MN 55407-3083, USA
800-229-3663

También puede que encuentre cápsulas de Cayena en la tienda de productos para la salud más cercana.

Fuentes de chiles

Visite su mercado al aire libre y puede que encuentre exactamente lo que está buscando.

Salsa Express—compañía de pedidos por correo que tienen pimientos frescos y secos, salsas y aderezos. 1-800-437-2572

Melissa's World Variety Produce—empacadora de chiles frescos, secos y en escabeche y otros productos especiales.

Coyote Cocina—fuente de salsas picantes y otros productos de chile por pedido aéreo. 1-800-866-4695

Tabla de conversión

Conversión de medidas para líquidos

Sistema Imperial de Medidas	*Sistema Métrico Decimal*
1 onza líquida	29,57 mililitros/2,96 centilitros/ 0,03 litros
1 pinta (16 onzas líquidas)	473,18 mililitros/47,32 centilitros/ 0,47 litros
1 cuarto de galón (2 pintas; 32 onzas líquidas)	904,64 mililitros/90,46 centilitros/ 0,95 litros
1 galón (4 cuartos de galón; 128 onzas líquidas)	3.785,40 mililitros/378,54 centilitros/ 3,79 litros

Sistema Métrico Decimal	*Sistema Imperial de Medidas*
1 mililitro	0,04 onzas liquidas
1 centilitro	0,34 onzas liquidas
1 decilitro	3,38 onzas líquidas
1 litro	33,81 onzas líquidas/1,06 de cuarto de galón/0,26 de galón

Conversión de medidas para sólidos

Sistema Imperial de Medidas	*Sistema Métrico Decimal*
1 onza	28,35 gramos
1 libra (16 onzas)	453,59 gramos

Sistema Métrico Decimal	*Sistema Imperial de Medidas*
1 gramo	0,04 onzas
1 kilogramo	2,20 libras (35,27 onzas)

Conversión de medidas para distancias y longitud

Sistema Imperial de Medidas	*Sistema Métrico Decimal*
1 pulgada	25,4 milímetros/2,54 centímetros/0,03 metros
1 pie	04,8 milímetros/30,48 centímetros/ 0,30 metros
1 yarda	91,44 centímetros/0,91 metros
1 milla	1609,34 metros/1,61 kilómetros

Sistema Métrico Decimal	*Sistema Imperial de Medidas*
1 milímetro	0,04 pulgadas/0,003 pies/0,001 yardas
1 centímetros	0,39 pulgadas/0,03 pies/0,01 yardas
1 metro	39,37 pulgadas/3,28 pies/1,09 yardas
1 kilómetro	3.280,80 pies/1.093,60 yardas/0,62 millas

Conversión de temperaturas

Fahrenheit	*Centígrados*	*Fahrenheit*	*Centígrados*
0	−17	60	15
5	−15	65	18
10	−12	70	21
15	−9	75	23
20	−6	80	26
25	−3	85	29
30	−1	90	32
35	1	95	35
40	4	100	37
45	7	105	40
50	10	110	43
55	12	115	46

Centígrados	*Fahrenheit*	*Centígrados*	*Fahrenheit*
120	48	325	162
125	51	350	176
150	65	375	190
175	79	400	204
200	93	425	218
225	107	450	232
250	121	475	246
275	135	500	260
300	148		

Centígrados	*Fahrenheit*	*Centígrados*	*Fahrenheit*
–20	–4	75	167
–15	5	80	176
–10	14	85	185
–5	23	90	194
0	32	95	203
5	41	100	212
10	50	105	221
15	59	110	230
20	6	115	239
25	77	120	248
30	86	125	257
35	95	150	302
40	104	175	347
45	113	200	392
50	122	225	437
55	131	250	482
60	140	275	527
65	149	300	572
70	158	500	932

Índice

Sobre los autores

Dave DeWitt, Melissa T. Stock y Kellye Hunter integran la junta de redacción de la revista *Fiery Foods*. Juntos, los autores han escrito más de veinticinco libros de cocina y libros informativos sobre los pimientos.